I0119444

Anni
König

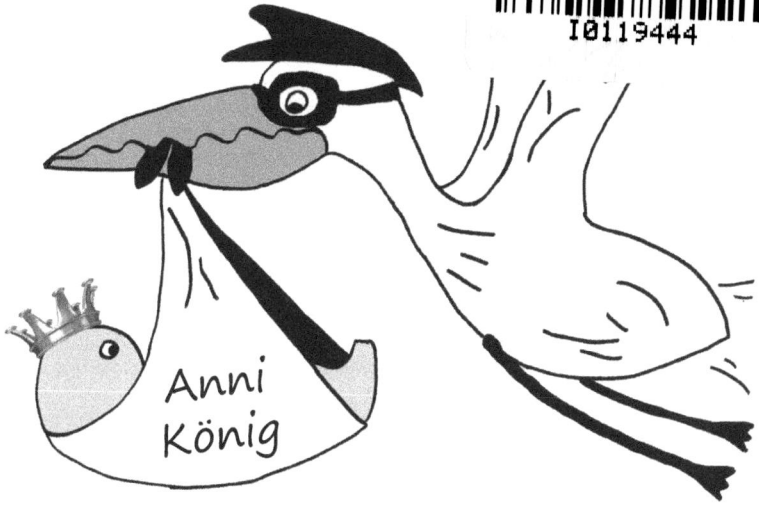

Und der
Klapperstorch
kommt doch!

Annis Königsweg zum
erfüllten Kinderwunsch

edition
riedenburg

Bibliografische Information der Deutschen Nationalbibliothek:
Die Deutsche Nationalbibliothek verzeichnet diese Publikation in der Deutschen
Nationalbibliografie; detaillierte bibliografische Daten sind im Internet über
http://dnb.d-nb.de abrufbar.

Hinweis:

Das Werk einschließlich aller seiner Teile ist urheberrechtlich geschützt. Jede Verwertung außerhalb der Bestimmungen des Urheberrechtsgesetzes ist ohne schriftliche Zustimmung des Verlags unzulässig und strafbar. Dies gilt insbesondere für Vervielfältigungen, Übersetzungen, Mikroverfilmungen und die Einspeicherung und Verarbeitung in elektronischen Systemen.

Ortsangaben, Personennamen und (homöopathische und andere) Medikamentenbezeichnungen sind fingiert, Wirkstoffbezeichnungen sind allerdings korrekt. Übereinstimmungen mit lebenden oder toten Personen sind rein zufällig und nicht beabsichtigt.

Das persönliche Erleben und die schriftlichen Ausführungen der Autorin sind subjektiv. Das vorliegende Buch versteht sich nicht als medizinischer Ratgeber, die Autorin hat keine medizinischen Fachkenntnisse und berichtet über Begebenheiten, die sich in ihrer Erinnerung so zugetragen haben.

Alle Angaben erfolgen ohne Gewähr. Weder Autorin noch Verlag können für eventuelle Nachteile oder Schäden, die aus den im Buch vorliegenden Informationen resultieren, eine Haftung übernehmen. Befragen Sie im Zweifelsfall bitte Hebamme, Stillfachpersonal, Arzt oder Apotheker.

Markenschutz:

Dieses Buch enthält eingetragene Warenzeichen, Handelsnamen und Gebrauchsmarken. Wenn diese nicht als solche gekennzeichnet sein sollten, so gelten trotzdem die entsprechenden Bestimmungen.

2. Auflage	Februar 2014
© 2010–2014	edition riedenburg
Verlagsanschrift	Anton-Hochmuth-Straße 8, 5020 Salzburg, Österreich
Internet	www.editionriedenburg.at
E-Mail	verlag@editionriedenburg.at
Lektorat	Dr. Heike Wolter, Regensburg
Illustrationen	Anni König
E-Mail	anni.koenig@editionriedenburg.at
Satz und Layout	edition riedenburg
Cover	Krone: © fotomek - Fotolia.com, Füße im Bett: © Creativa - Fotolia.com, Herztapete: © creative_stock - Fotolia.com
Herstellung	Books on Demand GmbH, Norderstedt

ISBN 978-3-902943-29-3

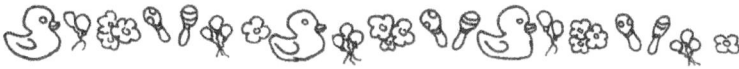

Inhalt

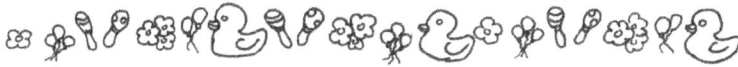

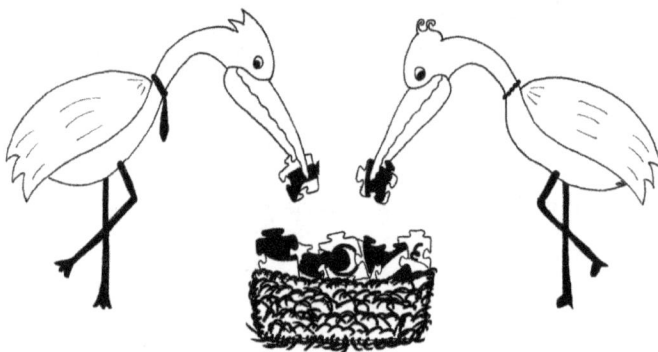

Von wegen einfach so schwanger

Leicht hatte es Anni König ja wirklich nicht mit ihrem Kinderwunsch. Selbst Frau Dr. Klasto und ich sowie unsere zahlreichen erfahrenen Klapperstorch-Kollegen konnten ihr anfangs nicht helfen. Wir waren komplett ratlos!

Dabei ist eigener Nachwuchs bei zwei verliebten Schnabelmenschen eigentlich das Natürlichste auf der Welt, die Befruchtung alles in allem eine einfache Aufgabe – sollte man meinen. Doch bei Anni und Klaus gingen Wochen, Monate und Jahre ins Land. Sie zogen von Arzt zu Arzt und befragten viele sogenannte „Reproduktions-Spezialisten", um ihr Kinderwunsch-Puzzle fertigstellen zu können. Aufgeben stand zwar nie zur Debatte, aber viele Tiefen galt es zu überwinden.

Nicht selten vergaßen Anni und Klaus, auf den eigenen Körper zu hören. Sie folgten blind den ärztlichen Anordnungen, doch wie sich nach vielen Jahren herausstellen sollte, war das auch nicht immer das Gelbe vom Ei. Ich sage euch, manche Ärzte versuchen doch glatt, den menschlichen Zweibeinern eine Fortpflanzung ohne viel Sex einzureden! Was haltet ihr von solchen Befruchtungsplänen? Ich kann bei so etwas nur vor Unverständnis mit dem Schnabel klappern und euch raten, anständig in die Federn zu kommen. Klapp klapp klapp, sonst wird das nichts!

Ich soll mich nicht so aufregen, meint Frau Dr. Klasto. Also zurück zu Anni und Klaus. Die Achterbahn der Gefühle nagte an ihnen und ih-

rer Ehe. Sie mussten erst einmal wieder zusammenfinden, um weiter an ihrem Wunschkind zu arbeiten und, tja, um auf menschlichem
Weg daran zu basteln. Ihr wisst schon, worauf ich hinaus will …

Wir Klapperstörche wollten ihnen ja wirklich helfen, aber diesen
menschlichsten aller Puzzleteile, den durften die beiden selbst in
ihr Puzzle schieben, da waren uns die Flügel gebunden. Und wisst
ihr was? Ganz ähnlich wie bei uns Klapperstörchen fanden auch
Anni und Klaus ihr Glück bei einer Reise in den Süden. Ach, war das
schön!

Aber lest selbst, wie Anni und Klaus es nach jahrelangem Martyrium
doch noch hinbekommen haben, ihren kleinen, süßen Schreihals
ganz natürlich herbeizuklappern. Ich brauche jetzt auf jeden Fall
erst einmal Urlaub. Und meine Frau auch. Zum Glück ist nicht jede
Wunschbaby-Zustellung so anstrengend!

Es grüßen Euch

Herr Dr. Klasto, Klapperstorch   Frau Dr. Klasto, Klapperstorch

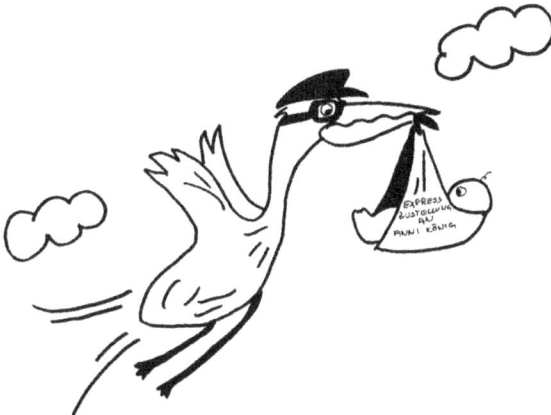

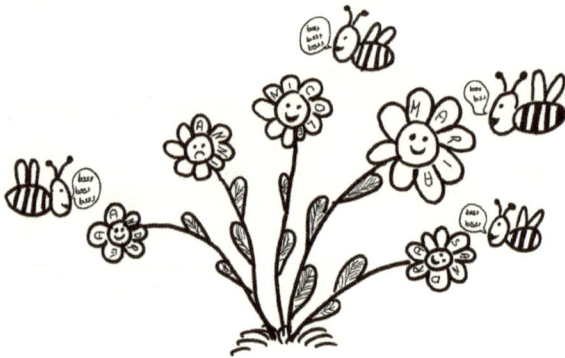

Süße Naivität

Als ich etwa sieben Jahre alt war, fragte mich meine Mutter eines Tages, wie viele Kinder ich denn mal haben möchte, wenn ich groß bin. Mutig hob ich beide Hände und öffnete die kleinen Ballen. Naja, ganz so einfach, wie ich mir das damals vorstellte, sollte sich mein Kinderwunsch nicht erfüllen, und mal ehrlich, zehn Kinder müssen es ja nun auch nicht unbedingt sein, aber das war meine kindliche Logik. Ganz viele Babys müssen her.

Mit 25 Jahren lernte ich meinen Mann Klaus kennen. Recht schnell entschlossen wir uns, eine Familie zu gründen. Also Pille abgesetzt, die ich eh nicht sonderlich gut vertrug – egal welche ich einnahm, immer gab es irgendwelche Nebenwirkungen –, und los ging es.

Das erste Problem offenbarte sich recht schnell. Mein Körper wollte nicht so recht, zu sehr hatte er sich an die Hormone „frei Haus" gewöhnt. Die Umstellung ist für sehr viele Frauen ein großes Problem. Der Körper muss nun selber wieder „denken". Jetzt muss er erst mal wieder selber produzieren und zwar so, dass ein Eisprung stattfindet, denn ohne Eisprung kein Baby.

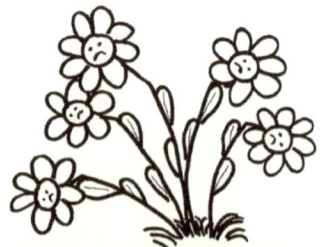

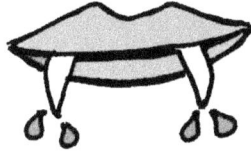

Mens, Frau Dr. Weiß und andere Erkenntnisse

Ja ja, die liebe Tante Rosa ... – bei mir kam die Menstruation nach Absetzen der blöden Pille, wie sie gerade Lust hatte. Mal alle sechs Wochen, mal alle acht, mal nach vier. So kann das ja nichts werden mit dem Nachwuchs, dachte ich mir. Bevor ich jetzt eine Ewigkeit damit rumexperimentiere, gehe ich doch lieber zum Profi, vielleicht kriegt meine Gynäkologin das wieder in den Griff.

Der Begriff „Ewigkeit" sollte mich noch ein wenig begleiten in meinem Kinderwunsch. Was wusste ich damals denn schon übers Warten, ein halbes Jahr war ja schon zu viel für mich. Heute kann ich darüber nur noch den Kopf schütteln und schmunzeln.

Meine damalige Frauenärztin Frau Dr. Weiß, eine etwa 50-jährige nette Frau, der ich übrigens sehr vertraute – schließlich hatte ich nun schon über Jahre hinweg auf ihre Kinder aufgepasst und befand mich seit 9 Jahren auch in ihrer medizinischen Obhut –, untersuchte mich und gab mir allerlei Mittelchen. Unter anderem das bekannte Mönchspfeffer, welches meinen Körper wieder in seine natürliche Balance bringen sollte – sprich die Regel sollte pünktlich alle 28 Tage kommen. Das zweite Mittelchen war eines, welches meinen Eisprung fördern sollte, leider erinnere ich mich nicht mehr an den Namen. Beides sollte ich drei Zyklen lang einnehmen. Gesagt, getan.

Die Mittel wirkten und meine Periode stellte sich auf „normal" ein. Sie kam pünktlich auf die Minute. Ganze zwei Mal. Das dritte Mal kam sie nicht, also wartete ich zehn Tage, schließlich wollte ich unbedingt sichergehen ...

Ich hatte keine Ahnung von irgendwelchen Schwangerschaftsanzeichen. Damals war das Internet noch nicht so verbreitet, wenigstens nicht in meiner Welt. So bemerkte ich ganz unabhängig von diversen Foren und Ratgeberseiten am zehnten Tag nach dem Tag X eine extreme Vergrößerung der linken Brust, außerdem zog es so komisch in der Leiste. Also kaufte ich einen Schwangerschaftstest. Die Marke schlug allerdings erst ab einem HCG-Wert von 50 an. Was das bedeutete, war mir zu dieser Zeit aber nicht bewusst.

Mittlerweile weiß ich: Das ist ein Hormon, welches nur dann vom Körper oder später vom Embryo produziert wird, wenn man schwanger ist. Die Abkürzung HCG steht für Humanes Choriongonadotropin. Es wird ab dem Tage der Einnistung der Eizelle in der weiblichen Gebärmutterwand – bei einem regelmäßigen 28-Tage-Zyklus also etwa an Tag 21 – in der Plazenta produziert. Mit dem Wachstum des Embryos verdoppelt sich die nachweisbare HCG-Menge im Blut oder Urin der Mutter ungefähr jeden zweiten Tag. Dies gilt zumindest für den Anfang der Schwangerschaft. Das ist natürlich alles sehr vereinfacht dargestellt, der weibliche Körper ist schließlich kein Uhrwerk.

Wann lohnt es sich also, einen Schwangerschaftstest zu machen? Wirklich eindeutig ist ein Test erst nach Ausbleiben der Mens. Egal, was auf der Packung steht. Nur dann ist er wirklich sicher, aber es bleibt dabei: die ersten drei Monate einer Schwangerschaft sind labil. Man muss ein wenig aufpassen und vielleicht sein Leben etwas ändern – aufhören zu rauchen, keinen Alkohol trinken, keine Drogen.

Mir verriet leider niemand, dass man Tests lieber mit dem Morgenurin machen sollte, schließlich stand auf der Verpackung des Tests ja eindeutig „zu jeder Tageszeit anwendbar". Die Neugierde packte mich und ich hielt es nicht mehr aus, bis ich zu Hause war. Ich machte mich in der Mittagspause auf den Weg in Richtung Toilette. Gebrauchsanweisung, nun gut: 5 Sekunden auf den Stick pieseln, dann 10 Minuten warten. Es gibt ein Kontrollfenster, das anzeigt, ob der Test richtig durchgeführt wurde, da muss auf jeden Fall ein rosa Punkt erscheinen, dann zwei Punkte für schwanger oder einer für nicht schwanger in einem anderen Kästchen. Alles verstanden, los ging's. Der Test zeigte prompt zwei rosa Flecken an, natürlich plus den im Kontrollfenster. Sicherheitshalber schaute ich noch mal in der Gebrauchsanweisung, ob der Fleck auch am richtigen Platz war. Juhu, einfach unglaublich! Ich war schwanger. So schnell hatte das geklappt.

Ein paar Minuten später – leider war ich aufgrund der Freude so durcheinander, dass ich nicht auf die Uhr schaute – war der Fleck auf einmal weg. Komisch. Was war ich nun? Ein bisschen schwanger? Völlig verwirrt machte ich einen Termin bei meiner Gynäkologin aus. Sie sollte mir die Schwangerschaft bestätigen. Für mich gab es keinen Zweifel. In einem Buch las ich nun auch, dass eine Vergrößerung der Brust und das Ziehen in der Leiste normal seien in der Schwangerschaft. Außerdem war mir den ganzen Tag übel, und zwar richtig. Warum hieß das denn Morgenübelkeit, wenn es den ganzen Tag anhielt?

Doch dann musste die dumme alte Wohnung von Klaus dazwischen kommen, die er entgegen seiner Aussage noch immer nicht gekündigt hatte. Oh Mann, so hatten wir noch nie gestritten wie an diesem Abend. Verdammt, warum mussten Klaus und ich uns ausgerechnet jetzt fetzen? Tausend Fragen gingen mir durch den Kopf: Schadet dieses Gestreite meiner Schwangerschaft? Was mache ich nun? Es blieben noch drei Tage, dann würde Frau Dr. Weiß alle meine Fragen beantworten. Und mir die Schwangerschaft bestätigen. Drei Tage und ich könnte endlich nach Babysachen und Schwangerschaftsklamotten schauen, was ich heimlich jetzt schon tat. Oh, wie wird das schön! In meinem Hirn spann ich schon weiter, suchte nach Namen, malte mir die Zukunft aus. Aber immer wieder diese Zweifel – war das Streiten schlecht für das Baby?

Am nächsten Tag auf der Arbeit bekam ich sehr starke Unterleibsschmerzen. Sie brachen wie riesige Wellen aus dem Ozean intervallartig über mich herein. Kein Schmerzmittel dieser Welt schien auch nur ansatzweise zu helfen.

Es waren die schrecklichsten Schmerzen, die ich je erlebt hatte. Ich verzog mich auf die Toilette und murmelte meinen Kollegen etwas von Übelkeit und Schwindel zu. So konnte ich unmöglich weiterarbeiten, immer schön freundlich bleiben und lächeln.

Auf dem WC angelangt, sah ich, dass ich auch eine Blutung hatte, aber nur eine ganz leichte. Eigentlich entdeckte ich nur so eine Art Blutklumpen, durch den etwas Blaues lief. Als er aus meinem Körper raus war, hörten auch die Schmerzen weitestgehend auf. Die Blutung minimierte sich auf eine Art Schmierblutung. Da auf der Arbeit ja keiner Bescheid wusste, musste ich diesen Tag noch bis zum Ende arbeiten und auch den nächsten noch. Eigentlich hätte ich wohl in eine Klinik gehen sollen, aber in meiner jugendlichen Naivität dachte ich mir: Naja, in zwei Tagen hast du ja den Termin bei Frau Dr. Weiß. Der vertraust du und bist bei ihr gut aufgehoben. Sie hilft dir bestimmt und kann dir auch sagen, ob du nun schwanger warst oder nicht. Für mich stand fest – ich hatte mein Baby verloren.

Dieses kleine Wesen, nach dem ich mich so sehr gesehnt, für das ich in meinem Kopf schon einen Kinderwagen gekauft und dem ich bereits einen Namen gegeben hatte. Helfen konnte mir sowieso keiner mehr. Die Traurigkeit und der Schmerz, die mich überfielen, waren nicht in Worte zu fassen. Der Schmerz des Verlustes war weitaus schlimmer als der der Fehlgeburt. Es war eine Leere, die ich vorher nicht kannte. War die Fehlgeburt etwa die Auswirkung unseres Streites? Diese Frage sollte mich und auch Klaus, der sich deswegen große Vorwürfe machte, noch sehr lange begleiten.

Nach diesem schrecklichen Tag hörten die Streitereien mit Klaus endlich auf. Aber auch er konnte mir nicht helfen. Niemand konnte das. Ich verzog mich in mein Zimmer, einen dunklen Raum, oder ging spazieren. Allein – so wie ich mich fühlte. Auch wenn Klaus da war. Ich war trotzdem einsam. Ich weinte schrecklich und lange, aber immer alleine. Keiner sollte meine Tränen sehen, denn ich war ja schließlich stark. Bald sollte und wollte ich Gewissheit haben. Andererseits wollte ich es nicht hören. Solange mir kein Arzt die Fehlgeburt bestätigte, hatte ich die Illusion, ein Fünkchen Hoffnung, dass ich mich doch irrte.

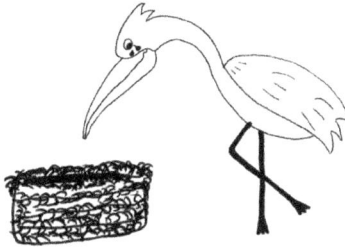

Enttäuschungen

Als ich bei meiner Gynäkologin an der Reihe war und ins Behandlungszimmer kam, hörte sich Frau Dr. Weiß meine Geschichte an, betrachtete meine vergrößerte Brust und meinte nur, das höre sich sehr stark nach einer Schwangerschaft an. Sie schlug vor, erst mal einen Ultraschall zu machen. Ich setzte mich auf den ungeliebten Untersuchungsstuhl – so was sollte später quasi mein zweites Zuhause werden – und sie bestätigte mir emotionslos, rücksichtslos und eiskalt den „Abgang" meiner Schwangerschaft.

An ihre Worte erinnere ich mich, als wäre es gestern gewesen, sie sind mir förmlich ins Hirn gebrannt: „Schauen Sie, da hatte sich Ihr Baby eingenistet."

So etwas hatte ich nicht erwartet. Wie konnte sie mir das antun? Ich fühlte mich unglaublich betrogen von dieser Frau, der ich vertraut hatte. Ich war am Boden zerstört, einsam, leer. Hätte sie es mir nicht ein wenig einfühlsamer beibringen können? Oder freute sie sich etwa über die diagnostischen Fähigkeiten ihres tollen neuen Ultraschallgeräts? So hörte es sich wirklich für mich an.

Unter Schock willigte ich – damals noch sehr naiv – schluchzend in eine Ausschabung ein. Wofür eigentlich? Das Baby war doch weg und geblutet hatte ich doch auch. Das sollte sich als einer meiner größten Fehler herausstellen. Als sie mit einer riesigen Nadel ankam und in mich hineinstach, hatte ich noch immer keine Ahnung. Ich hörte von der Ärztin nur ein „Warum hört das nicht auf zu bluten?".

Spätestens da hätte ich die Flucht ergreifen sollen. Aber ich reagierte nicht, lag von meinem Verlustschmerz gelähmt auf ihrem Untersuchungsstuhl. Jetzt nahm sie einen Schlauch dazu, der sich anhörte wie ein Staubsauger. Ich werde dieses Geräusch niemals vergessen in meinem ganzen Leben. Während des Eingriffes war ich bitterlich am Weinen, nicht vor Schmerz, sondern weil die Wirklichkeit ganz offiziell hereinbrach. Ich hatte mein Baby verloren.

Ich weiß nicht, wie lange die Ausschabung dauerte, mir ging absolut nichts durch den Kopf. Nur diese Leere in meinem Herzen schien allzeit präsent zu sein. Hinzu kamen einige bohrende Fragen: Warum ich? Habe ich etwas falsch gemacht? Warum, wofür werde ich bestraft?

Im Anschluss an die Ausschabung bekam ich noch eine Spritze, da mein Blut Rhesus negativ ist und das von Klaus Rhesus positiv. Weil deshalb auch das Baby möglicherweise eine unverträgliche Blutgruppe gegenüber der Mutter hat, muss diese die Spritze erhalten, um keine Antikörper zu bilden. Damit wurde, vereinfacht gesagt, sichergestellt, dass ein Baby bei der nächsten Schwangerschaft nicht beschädigt würde. Hier könnte nämlich dann die eigene Mutter den Embryo als „Feind" ansehen.

Da Klaus noch keinen Führerschein hatte, musste ich uns unter Schmerzen nach Hause fahren. Ein Wunder, dass nichts passiert ist. Unter Tränen fährt es sich extrem schlecht. Aber ich war wie immer die Starke, einer musste ja einen kühlen Kopf bewahren und nicht durchdrehen.

Klaus war am Boden zerstört. Eigentlich hätte ich jemanden gebraucht, der mich auffängt und mir gut zuredet – eine starke Schulter eben. Ich sehnte mich nach jemandem, mit dem ich über meinen Schmerz reden konnte, aber leider blieb mir das verwehrt. Ich wollte auch mal schwach sein und mich fallen lassen. Aber hätte ich das getan, wären wir gegen einen Baum gefahren. Auf dem Heimweg und auch in unserer Beziehung. Es musste einfach weitergehen. Es geht immer weiter im Leben.

Einen Zyklus lang sollte ich wieder die Pille einnehmen, aber wozu? Das wusste ich zwar nicht, gehorchte aber brav.

Noch immer dachte ich, Frau Dr. Weiß wisse schon, was gut für mich sei. Außerdem sollte ich in den nächsten drei Zyklen nicht schwanger werden. Ok.

Seit der Ausschabung waren meine Menstruationsschmerzen extremer als je zuvor. Es war nur auszuhalten, indem ich mich mit Schmerzmitteln zubombte, um den Tag auf der Arbeit zu überstehen. Ich konnte kaum sitzen, geschweige denn gehen oder liegen. Es war ein Alptraum. Von den Pillen war ich immer wie benebelt, denn ich nahm ab und zu auch mal mehr ein, als man durfte. Nur um den Tag irgendwie zu überleben. Auch war die Blutung anders als vorher. Es kam kaum was raus. Ich fühlte mich eher, als würde mein Körper verzweifelt versuchen, Schleimhaut abzustoßen, obwohl keine da war. Frau Dr. Weiß meinte, das sei normal nach einem Abgang. Wie bitte? Das sollte normal sein? Hatte sie mich nicht verstanden? Das war kein normales Leben. Aber was blieb einem Laien denn anderes übrig, als das zu glauben, was einem der Arzt sagte?

Ein paar Monate später ging ich ein letztes Mal zu ihr. Ich hatte noch immer die gleichen Beschwerden. Wieder meinte sie, das sei nichts Besonderes. Plötzlich meinte sie, ich sei niemals schwanger gewesen. Mit diesen Worten drückte sie mir einen Befund des Pathologen in die Hand, in dem stand, dass ich nicht schwanger gewesen sei.

Erneut brach eine Welt für mich zusammen. Ich verstand einfach nicht, wie diese Frau, auf deren Kinder ich aufgepasst hatte, so mit mir umgehen konnte. Sie hatte mich hintergangen und stritt jetzt auch noch ab, was sie damals gesehen und gesagt hatte. Ich empfand Wut, einfach nur Wut. Warum hatte sie eine Ausschabung gemacht, wenn ich doch angeblich gar nicht schwanger gewesen war? Wieso hatte sie mir damals diese Spritze wegen der Blutgruppenunverträglichkeit gegeben? Ich beschloss, nie wieder zu ihr zu gehen.

Außer Klaus glaubte mir nun keiner, dass ich jemals schwanger war. Wir waren die Einzigen, für die feststand, dass es unser Kind gegeben hatte. Wir fühlten uns ziemlich verlassen. Aber zusammen waren wir stark. Wir würden das schaffen – jawohl! Oder doch nicht?

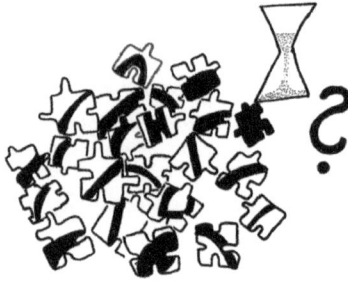

Wie oft kann die Welt eigentlich zerbrechen?

Nach dieser ganzen Geschichte veränderte sich unsere Beziehung, zumindest in sexueller Weise. Es war nicht mehr so natürlich und „kopflos" wie früher.

Schade eigentlich. Ich hatte das Gefühl, dass sich Klaus unter Druck gesetzt fühlte. Er musste ein neues Baby zeugen, nur irgendwie funktionierte das nicht. Wir verkrampften zu sehr. Es stand nicht mehr Liebe machen im Vordergrund, sondern das Baby. So konnte das ja nichts werden.

Ein halbes Jahr später heirateten wir. Es war eine wunderschöne Hochzeit mit allem Drum und Dran. Danach gingen wir auf eine traumhafte Hochzeitsreise, bei der wir den Kinderwunsch natürlich wieder aktiv angingen.

Als ich ein Jahr später immer noch nicht schwanger war, ging ich zu meinem neuen Frauenarzt – Herr Dr. Liebherr, ein älterer Herr, der sehr kompetent und vor allem nett war. Er hatte mir schon ein paar Mal geholfen in dieser schwierigen Zeit. Gegen meine extremen Menstruationsschmerzen konnte aber auch er nichts tun. Meinen Kinderwunsch nahm er jedoch sehr ernst und untersuchte meine Hormone. Es war alles ok, allerdings sah er bei seinen Untersuchungen keinen Eisprung.

Also versuchten wir mal einen Clomifen-Zyklus. Clomifen ist ein Wirkstoff, der die Eireifung und somit den Eisprung unterstützt. Ich benutzte schon seit einiger Zeit einen Fertilitätsmonitor namens BabyZeit, um zu schauen, ob ich Eisprünge hätte, und laut diesem war alles in Ordnung. Allerdings zeigte der Ultraschall beim Doc ein anderes Ergebnis, trotz Clomifen: kein Eisprung. Das konnte doch gar nicht sein! Ich war sehr traurig und durcheinander. Vielleicht hatte ich ja nur dieses Mal keinen Eisprung gehabt?

Gleichzeitig ließ sich Klaus beim Urologen durchchecken. Ein böser Fehler, wie sich allerdings erst viel später herausstellen sollte. Wir erhielten ein erschütterndes Ergebnis beim Spermiogramm. Zeugungsunfähig! Wenn du so einen Befund hörst, bricht eine Welt zusammen. Zig Fragen spukten uns im Kopf herum. Wie konnte das denn sein? Woran lag es? Gab es Medikamente dagegen? Konnte man uns helfen? Und: Warum schon wieder ich? Es sollte ein erneutes Spermiogramm in vier Wochen durchgeführt werden, für den Fall, dass man sich geirrt oder die Probe vertauscht oder Klaus einfach einen schlechten Tag gehabt hatte. Aber auch hier gab es das gleiche Ergebnis.

Um ehrlich zu sein: In mir kamen die ersten Zweifel auf, ob wir überhaupt zusammengehörten. Vielleicht war das ja ein Zeichen? Ich wollte doch Kinder haben! Schon immer! Wo ist denn der Sinn im Leben ohne Kinder? Meine Gefühlswelt war komplett aus den Fugen geraten. Ich gab immer wieder Klaus die Schuld und ließ ihn richtig spüren, dass ich enttäuscht war.

Das war nicht richtig, aber der Arzt war nicht gerade einfühlsam mit diesem Befund gewesen und Klaus hatte beschlossen, ihn mit Humor wieder ausgleichen zu können. Das war völlig fehl am Platze. Vor Anderen musste ich immer die Starke spielen, selbst vor eingeweihten Freunden. Nur zu Hause konnte ich meinem Frust freien Lauf lassen. Weinen stand schon auf der Tagesordnung, genauso wie Streiten.

Wie sollte es nun weitergehen? Ging es überhaupt weiter? So schnell würden wir doch nicht aufgeben.

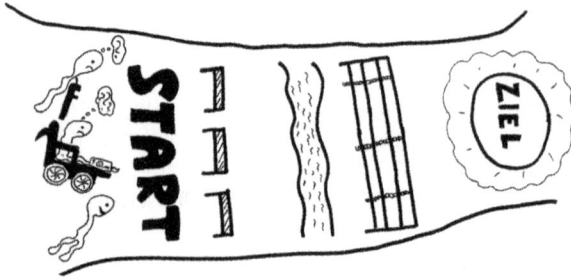

Die Kinderwunschsprechstunde

Also machten wir, am Rande eines Nervenzusammenbruchs, einen Termin in der Kinderwunschsprechstunde einer bekannten Uniklinik aus. Viel schlimmer konnte es ja nicht mehr werden, dachte ich mir. Oder etwa doch?

Leider bekamen wir einen Termin erst in zwei Monaten. Zwischenzeitlich wollte ich schon mal sichergehen, dass alles mit meiner Gebärmutter stimmt und die Eileiter durchgängig sind. Hierzu machte ich einen Termin im Krankenhaus aus. Ich hatte mächtig Bammel. Der Bauchraum wird mit Gas aufgefüllt, damit die Ärzte mit den Werkzeugen, die durch die Bauchdecke geführt werden, alles genau sehen können. Ein Werkzeug wird zudem durch die Scheide in die Gebärmutter geschoben. Es war alles ok. Bis auf die schrecklichen Schmerzen danach. Aber auch die waren innerhalb von zwei Wochen weg. Also konnten wir weitermachen.

In der Uniklinik wurden wir auf Herz und Nieren untersucht. Auch ein erneutes Spermiogramm beim Andrologen wurde gemacht. Dieses war zwar besser als beim Urologen, aber immer noch recht miserabel. Das Ergebnis sagte OAT 3, kurz gesagt: Die Spermien waren zu langsam, fehlgeformt und zu wenige.

Nach diesem Ergebnis ging es mir nicht wirklich besser, denn der Androloge meinte, dass es keine Medikamente gegen unser Problem gebe. Da könne man einfach nichts machen. Wie man weiter

vorgehen könnte, wollte er mit uns nach dem Kontrollspermiogramm in sechs Wochen besprechen.

Es waren harte Wochen, übersät von Vorwürfen. Klaus fuhr Mountainbike, ich las im Internet, dass das zu Infertilität führen könne.
Auch Rauchen sei nicht förderlich – Klaus tat es trotzdem. Klaus ar-
gumentiert, auch bekannte Rennradfahrer hätten wohl Kinder. Super Begründung!

Naja, erst mal das Kontrollspermiogramm abwarten. Vielleicht hatte
es sich ja gebessert. Klaus nahm in diesen Wochen Vitamin C, E und
Zink ein. Wenigstens etwas, aber auch das musste ich aus dem Internet raussuchen.

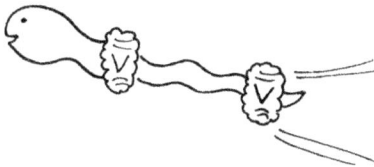

Mittlerweile war ich fit mit dem Computer. Die Enter-Taste ängs-
tigte mich schon lange nicht mehr. Höchstens ein paar von den
Sachen, die ich dort las. Ich nahm Klaus übel, dass er nicht selber
nachforschte. Wollte er denn überhaupt ein Baby? Warum musste
ich ihm „befehlen", diese Dinge zu nehmen? Manchmal verstand ich
die Männer einfach nicht.

Dann das Kontrollspermiogramm: Bei der Besprechung fiel mir
auf, dass der Leukozytenwert etwas erhöht war. Ich als Laie wusste
nur, dass es sich um einen Entzündungswert handelte, und fragte
den behandelnden Arzt danach. Darauf meinte er nur, das sei tatsächlich nicht gut, aber so sehr beeinflusse eine Entzündung das
Spermiogramm nicht. Die weitere Behandlung aber wurde verscho-
ben. Klaus bekam eine sechswöchige Antibiotika-Kur verschrieben.
Hätte ich nichts gesagt, hätte der Arzt auch nichts unternommen.
Innerlich konnte ich nur den Kopf schütteln. Aber alles Ärgern und
Fluchen half nichts, ich war ja daran gebunden, was die Doktoren

sagten. Doch dieses Erlebnis führte dazu, dass ich nicht mehr jedem Arzt vertraute. Ich las sehr viel im Internet, machte mich schlau und schlauer, kurz: Ich mutierte zum wandelnden Lexikon in Sachen Kinderwunsch.

Nach der Kur wurde wieder ein Spermiogramm angesetzt und sechs Wochen später noch eins zur Kontrolle. Bis jetzt hatten wir mit dem ganzen Hin und Her mehr als ein halbes Jahr verplempert. Unglaublich, aber das Spermiogramm wurde ein wenig besser. Man konnte keine Wunder erwarten, aber das war doch schon mal ein Anfang.

Wieder in der Kinderwunschsprechstunde rieten uns die Ärzte erst mal zu Sex nach Plan – wie romantisch. Ich bekam Ovulationstests verschrieben – damals ging das noch und wurde brav von der Krankenkasse bezahlt – und sollte diese ab dem zehnten Zyklustag durchführen. Wir taten wie geheißen, aber Liebe machen nach Vorschrift ist alles andere als toll. Genau wenn man soll, hat man überhaupt keine Lust drauf, muss aber trotzdem, sonst muss man wieder einen Monat warten. Vorher, selbst wenn wir wollten, durften wir nicht, da sonst die Spermien nicht ausreichend und zu langsam seien, also vor dem Eisprung etwa drei bis fünf Tage Abstinenz. Klasse, genau dann hatten wir aber Lust, zumindest am Anfang.

Was wir nicht alles versuchten. Wenn ich im Rückblick darüber nachdenke, muss ich schon ein wenig schmunzeln. Kissen unter den Hintern während und nach dem Verkehr. Beine hoch nach dem Sex oder besser noch schön in die Kerze, damit auch die Erdanziehung ihren Job erledigen kann. Ich wäre fast in den Kopfstand gegangen. Immer schön brav liegen bleiben, mindestens für eine halbe Stunde, aber besser waren zwei Stunden. Unglaublich, ich habe fast nicht getraut mich zu bewegen. Sehr unpraktisch, wenn man auf Toilette muss, was nach Murphys Gesetz ja auch immer passierte. Hätte noch gefehlt, dass ich Geisterbeschwörung gemacht hätte. Da aber auch das nach drei Versuchen nicht klappte, mussten wir weiterdenken. Wir kamen zu dem Entschluss, der uns noch lange begleiten sollte, nämlich: nicht aufzugeben.

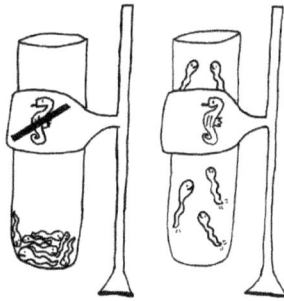

Schamgefühl?
Bitte ausschalten!

Mit frischem Elan und voller Eifer wollten wir den nächsten Schritt wagen. Eine Pause gönnten wir uns nicht, es ging sofort weiter. Das Wunderkürzel IUI sollte es diesmal sein, das ist ja nichts Schlimmes, man hilft der Natur nur ein wenig auf die Sprünge. Dachte ich zumindest.

Man kann sich so fast alles schönreden, wenn man nur will. Suggestion ist eine sehr wichtige Sache, wenn man auf Kinderwunschkliniken angewiesen ist. Man muss sich immer einreden, dass man nur etwas für seinen Kinderwunsch unternimmt. Schließlich wird man ja nicht jünger und wenn es doch nicht klappen sollte, hat man es zumindest versucht und kann sich dann irgendwann in ferner Zukunft nicht vorwerfen, dass man es nicht zumindest versucht hätte. Das waren zumindest meine Beweggründe. Wenn man hier sachlich bleibt und nicht emotional, dann hat man auch ganz gute Karten, nicht zugrunde zu gehen. Leider bin ich ein sehr emotionaler Mensch.

Diese IUI, für die wir uns entschieden hatten, steht für Intrauterine Insemination. Dafür muss der Mann am Tag der Insemination eine kleine Spermaspende in der Klinik abgeben, nach einer Abstinenzzeit von mindestens drei bis vier, in manchen Kliniken auch fünf Tagen. Das Sperma wird dann „gewaschen".

In meinen Worten: In einem Labor werden die guten Spermien von den schlechten mittels eines Zentrifugators und Zugabe eines Kulturmediums getrennt. Durch diesen Vorgang schwimmen die guten Spermien oben, das sind die sogenannten „swim ups". Diese werden in einer Kanüle abgesaugt und dann mittels eines langen Katheters komplett schmerzfrei der Frau in die Gebärmutter übertragen.

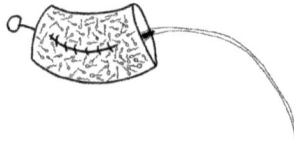

Aber zuerst musste natürlich wieder der Eisprung festgestellt werden. Dazu waren wir an mehreren Zyklustagen zur Ultraschallkontrolle in der Uniklinik, wo man deutlich das Heranreifen eines Follikels – eines Eibläschens also – erkennen konnte, bis zum elften oder zwölften Zyklustag. Dessen Größe war immer so 14 bis 16 Millimeter, das war schon ganz gut, auch wenn so ein Follikel erst etwa bei 20 Millimeter reif ist und springt.

Dann, am 13. Zyklustag war er auf einmal verschwunden, also gesprungen. Er konnte aber wohl kaum die richtige Größe erreicht haben. Dies wurde drei Zyklen lang genau so beobachtet, es konnte also nie eine IUI durchgeführt werden.

Anstatt nach dem Warum zu forschen, verschrieben mir die Ärzte kurzerhand eine Spritze, die FSH beinhaltete. FSH steht für Follicle Stimulating Hormone. Es entsteht eigentlich natürlich im Lauf des Zyklus im Körper der Frau, kann aber in der ersten Zyklushälfte gespritzt werden. Dadurch wird der Follikel angeregt zu wachsen. Leider muss man sich diese Spritzen selber geben, Tag für Tag. Praktischerweise gibt es für diesen Vorgang einen Pen, das ist eine Art Stift, durch den die Hormongabe mengengenau mittels Knopfdruck in den Körper injiziert wird. Zum Glück habe ich keine Spritzenphobie, aber die Stecherei kostete stets Überwindung.

Welch ein Wunder, nach den Hormongaben war dann der Follikel auch tatsächlich am Tag 13 noch da und groß genug. Jetzt wurde mittels einer HCG-Spritze der Eisprung ausgelöst. Das Hormon entsteht also nicht nur in der Schwangerschaft, sondern man kann sie damit auch erstmal auf den Weg bringen. Am nächsten Tag wurde dann die IUI durchgeführt.

Da es sich bei unserer Kinderwunschpraxis um eine Uniklinik, also eine Lehrklinik handelte, stand auf einmal nicht nur meine Ärztin im Raum, sondern noch drei bis fünf „Kids", die noch die Unibank drückten oder sich noch in der Ausbildung befanden. Komischerweise waren die vorher nie da, nur jetzt.

Das war nun wirklich alles andere als eine schöne Situation. Alle starrten mir zwischen die Beine. Da konnte ich mich natürlich so richtig schön entspannen. Die Prozedur war ja so schon nicht die angenehmste. Sie war nicht schmerzhaft, aber man musste trotzdem lockerlassen, sonst kam der Katheter nicht so gut durch den Muttermund. Aber erstmal wurde den Arzt-Anwärtern noch alles genau erklärt. Es hätte nur noch gefehlt, dass meine Ärztin „Willst du auch mal?" zu einem Studenten gesagt hätte.

Eigentlich war ich ja alles andere als ein freizügiger Mensch, da ich nicht so im Einklang mit meinem Körper stand. Ich war schon immer ein wenig molliger und mochte eigentlich auch immer eher weibliche Ärzte als männliche. Ich schämte mich ein wenig für meinen Körper, aber da musste ich sehr schnell drüberstehen, denn es sollte nicht besser werden.

Wie heißt es so schön: Was mich nicht umhaut, macht mich stärker. Genau das passierte. Naja, ich überlebte es zumindest, versuchte an schöne Dinge zu denken und die Studenten auszublenden. Schließlich funktionierte das auch beim Zahnarzt. Nur durfte ich nicht so lange auf dem Stuhl liegen bleiben nach der IUI, wie ich das im Internet gelesen und monatelang berücksichtigt hatte. Höchstens 10 Minuten. Toll, dachte ich mir, dann versuchst du wenigstens im Auto die Beine hochzulegen. Gesagt getan! Sitz ganz zurück, Rückenlehne nach unten, reingesetzt und Beine aufs Cockpit gelegt.

Ich kam mir blöd vor. Und bei jedem Hubbel befürchtete ich, jetzt sei es definitiv vorbei. Was natürlich kompletter Humbug war. Nur hatte ich das Gefühl, dass die Schwimmer lieber gemütlich ein Bier tranken und Skat spielten, als sich zum Ziel zu begeben.

Nun hieß es warten, warten, warten. 14 Tage nach der IUI sollte ich zu einem Schwangerschaftstest in die Klinik kommen. Die Blutung setzte aber schon ein paar Tage vorher ein. Die Ärztin wertete das als gutes Zeichen und murmelte nur etwas von einer eventuellen leichten Gelbkörperschwäche. Macht nichts, dagegen konnte man ja auch was einnehmen.

Diese Hormongaben hatten einen Schneeballeffekt, fand ich, man fing mit einem an, sagte sich, es schade ja nicht, und dann kamen noch eins und noch eins dazu, bis man die Grenze überschritt und es nicht mehr einfach nur relativ niedrig dosierte Tabletten waren, sondern Spritzen und kräftige Hormongaben mit allen möglichen Nebenwirkungen.

Aber in dieser Situation gab ich das nur ungern zu, denn schließlich wollte ich alles probieren, damit wir endlich unser Wunschkind im Arm halten konnten.

Oh Mann, wie sehr ich mir ein Baby wünschte!

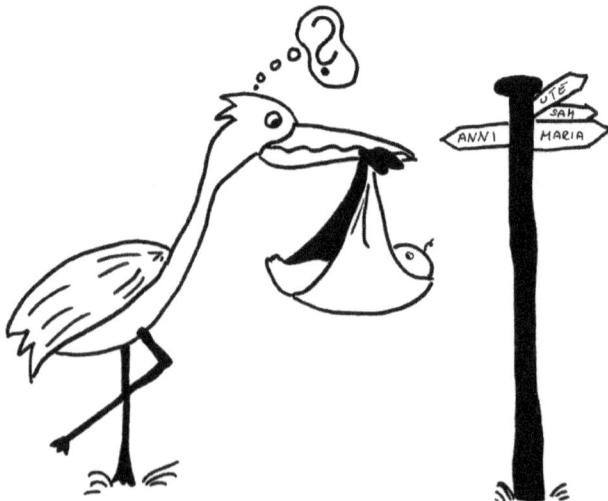

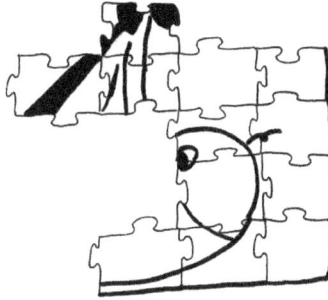

Künstliche Befruchtung? Nein danke!

Alle um mich herum wurden schwanger, Eine nach der Anderen. Versteht mich nicht falsch – ich gönnte es jeder. Aber warum wollte es bei uns denn nicht klappen? Was stimmte nicht mit mir?

Ich weinte viel und lange, aber immer nur im Dunklen. Jedes Mal, wenn meine Mens kam, fühlte ich eine riesige Enttäuschung. Ich machte meinem Mann heimlich Vorwürfe. Ich war schrecklich unfair ihm gegenüber. Verdient hatte er es nun wirklich nicht, der Arme. Wir fanden nämlich raus, dass Klaus als Kind einen Leistenbruch mit Hodenhochstand gehabt hatte, der nicht richtig behandelt worden war. Auf der einen Seite waren also nur 70% Leistungsfähigkeit zu erwarten. Hinzu kam noch das Ausheilen der Entzündung. Ich war mehr als unfair, aber jedes Mal, wenn ich länger über unsere Beziehung nachdachte, war mir klar, dass wir perfekt füreinander waren. Auch wenn ich in unserer Beziehung immer die Starke sein musste und mich nicht wirklich fallen lassen konnte. Was solche schlimmen Situationen, wie zum Beispiel negative Schwangerschaftstests oder ausbleibende Mens trotz fehlender Schwangerschaft, nicht wirklich einfacher machte.

Die ganze Prozedur probierten wir noch zwei Mal, jedes Mal mit FSH-Gaben, HCG zum Auslösen und dann schließlich noch Gelbkörperhormon, damit das Baby ja bleiben würde.

Dieses Gelbkörperhormon, eigentlich Progesteron, wird vom sogenannten Gelbkörper produziert, das ist die Hülle von dem gesprungenen Follikel. Im Falle einer Schwangerschaft übernimmt die Plazenta, also der Mutterkuchen, die Produktion. Das Hormon ist enorm wichtig, damit eine Einnistung stattfinden kann. Hat man zu wenig, verliert man das Baby. Nur leider hat dieses Progesteron bei oraler Einnahme sehr viele Nebenwirkungen, wie zum Beispiel Müdigkeit, Übelkeit und viele mehr. Nun wird auch klar, warum Schwangeren immer übel ist und weshalb sie müde sind: Das Progesteron ist extrem erhöht.

Das Einzige, was ich bekam, waren die Nebenwirkungen von den Hormonen, sprich Gewichtszunahme und extremen Haarausfall. Vielleicht waren es nicht nur die Hormone, sondern auch meine Psyche. Also musste ich mich von meinen geliebten langen Haaren trennen. Kinnlänge ist doch auch ganz schick. Man kann sich eben alles einreden, darin war ich inzwischen eine Meisterin.

Als wir erneut in die Uniklinik zum Gespräch gebeten wurden, wurde uns eine künstliche Befruchtung angeraten. Dafür war ich aber noch nicht bereit. Ich fühlte mich dort weder sonderlich gut aufgehoben, noch war ich davon überzeugt, dass man dort einen Erfolg erzielen würde. Ich wollte erst mal wieder „gesund" werden – psychisch und auch physisch.

Mein ganzer Kinderwunsch und alles, was bisher geschehen war, war für mich so etwas wie ein großes Puzzle, in dem noch zahllose Teile fehlten. Ich hatte, bildlich gesprochen, noch nicht mal den Rand fertig und wusste zudem nicht, aus wie vielen Teilen das Puzzle überhaupt bestand.

Inzwischen war ich 28 Jahre alt und immer noch nicht schwanger. Wir entschieden uns trotzdem für eine Pause, denn auch an der Ehe rüttelte und schüttelte der unerfüllte Kinderwunsch. Wir stritten viel mehr als früher, ich war biestiger und mit Sicherheit auch nicht mehr so gut gelaunt wie vor der Kinderwunschgeschichte. Die Strapazen der Behandlung forderten ihren Tribut. Nichts schien wirklich zu helfen, das Spermiogramm war immer noch miserabel. Wir brauchten dringend eine Auszeit und mussten wieder zueinander finden. Hätten wir weitergemacht, wäre unsere Beziehung daran zerbrochen.

Wieder einmal beschäftigte mich die Frage, ob wir denn überhaupt füreinander bestimmt waren, wenn uns dieser eine große Wunsch nicht erfüllt würde. Klaus war der festen Überzeugung, dass es noch klappen konnte. Woher er die Kraft und seinen Optimismus nahm, ist mir bis heute unerklärlich.

Ich versuchte stark zu sein und mir nichts von meinen Zweifeln anmerken zu lassen. Aber meine Psyche war nicht gefestigt, und sicher war ich mir schon lange über gar nichts mehr.

Immer öfter fragte ich mich, ob ich auch ohne Kinder glücklich sein könne oder ob ich die Schuld immer wieder Klaus zuschieben würde. Ohne Kinder konnte ich mir mein Leben allerdings gar nicht vorstellen. Aber künstliche Befruchtung ging auch nicht, jedenfalls noch nicht. Dieser Schritt bedeutete für mich zuzugeben, dass es bei uns auf natürliche Weise nicht klappen würde. Mit 28 war ich noch nicht so alt, aber auch nicht mehr so jung. Über Adoption mochte ich auch nicht nachdenken. Ich dachte mir, wir probieren es noch mal so, ganz natürlich eben und ohne Druck. Wenn es funktioniert, ist es super, wenn nicht, dann bleibt uns immer noch die künstliche Befruchtung.

Die Umstellung von der Kinderwunschbehandlung auf ein „normales Eheleben" fiel uns sehr schwer. In der Therapiezeit gibt es so viele Tage, wo man seinen „ehelichen Pflichten" nicht nachkommen darf, und so viele andere, wo man es muss, dass wir mit unserer Freiheit erst mal gar nichts anzufangen wussten. Es war irgendwie komisch und dauerte sehr lange, bis wir uns wieder ungezwungen einander hingeben konnten und die Lust von alleine kam. Schon eigenartig, wie schnell man sich an etwas gänzlich Unnatürliches gewöhnen kann und das Normale einem so merkwürdig vorkommt.

Wir legten einenhalb Jahre Pause ein, wobei ein Jahr erzwungen war, da Klaus einen schlimmen Unfall hatte und sozusagen außer Gefecht gesetzt wurde. Natürlich versuchten wir es weiter, aber ohne Erfolg. Unsere Ärzte redeten uns sowieso seit langem ein, dass es auf natürliche Weise nicht klappen würde. Da wir es nicht besser wussten, mussten wir das so akzeptieren.

Was uns blieb, war der Teufelskreis: Wenn du magst, darfst du nicht, und wenn du sollst, willst du nicht.

Ich hatte in der Uniklinik auch mal das sogenannte Pooling angesprochen, denn ich hatte das mal im Internet gelesen. Dabei wird an mehreren Tagen Sperma gewonnen und gesammelt. Da Klaus ja zu wenige Spermien hatte, meinte ich, das sei eine super Idee, aber unsere Doktoren lehnten es ab, denn bei einem so schlechten Spermiogramm nütze das auch nichts mehr.

Ich überlegte immer wieder, was wir vor der Fehlgeburt anders gehandhabt hatten. Das Einzige, was mir einfiel, war: jeden Tag Sex.

Aber das sollten wir ja nicht.

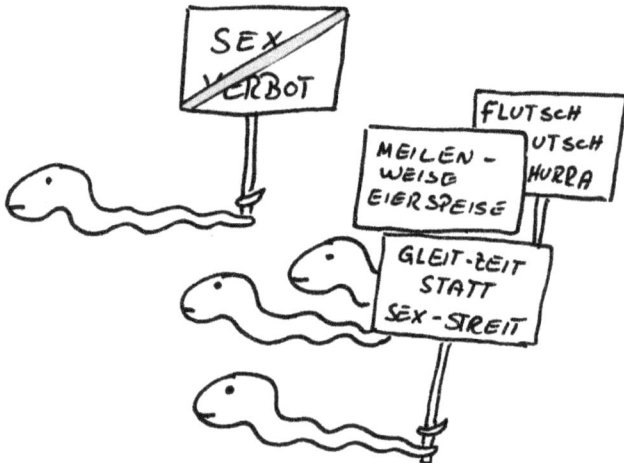

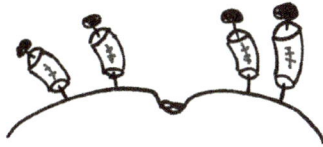

Hormonelle Erntezeit

Als ich 30 wurde, beschlossen wir, es noch einmal zu versuchen. Wir vertrauten uns der Kinderwunschpraxis des Herrn Prof. Dr. Wunsch an. Der Arzt machte einen sehr netten und kompetenten Eindruck. Wir wollten es erst mal ohne Medikamente mit IUI versuchen – nach unserem Urlaub.

Gleichzeitig gingen wir zur humangenetischen Untersuchung. Bei dieser werden die Chromosomen und Gene auf Mutationen oder andere Abweichungen untersucht. Wir wollten diesmal sichergehen, dass es nicht doch noch einen triftigen Grund gebe, weshalb es nicht klappt. Es stellte sich heraus, dass bei Klaus alles ok war, bei mir aber wurden zwei Abweichungen in den Genen festgestellt. Beide waren heterozygot, das heißt von dem Chromosomenpärchen war jeweils nur eines betroffen. Eines nennt sich Faktor-V-Leiden, das andere MTHFR.

Wie wir ja aus dem Biologieunterricht wissen, haben wir 23 Chromosomenpaare. 22 davon sind gleich und Nummer 23 entscheidet über unser Geschlecht, sprich Männer haben XY und Frauen XX als Chromosomenpaar. Man kann sich diese Chromosomen wie eine Perlenkette vorstellen, wobei die Gene die Perlen sind. Eine Veränderung an den Chromosomen im Ganzen bedeutet immer eine schwere Krankheit, wie zum Beispiel das Down-Syndrom. Aber eine Veränderung in den Genen, insbesondere wenn nur das Gen auf einem von beiden Chromosomen anders aussieht, ist meist nicht ganz so gravierend. Die möglicherweise entstehenden Probleme muss man aber trotzdem ernst nehmen.

Bei mir waren es nun zwei Aspekte, die man berücksichtigen muss-te. Das MTHFR konnte unter anderem eine Unterfunktion der Folli-kelproduktion erzeugen. Vielleicht war das also damals in der Uni-klinik das Problem? Das wäre wieder ein kleines Teilchen für mein Puzzle. Zum Glück gab es dagegen eine einfache Therapie – täglich Folsäure, ein Vitamin, einnehmen, dann würde dieses Defizit aus-geglichen. Da man im Übrigen bei Kinderwunsch generell täglich Folsäure einnehmen sollte, weil ein Mangel zu einem sogenann-ten offenen Rücken des Babys führen kann, war das nichts Unge-wöhnliches. Das Faktor-V-Leiden hingegen bedeutete ein erhöhtes Thromboserisiko, also nichts wirklich Schlimmes. Zunächst zumin-dest, denn in einer Schwangerschaft müsste man engmaschig zur Blutkontrolle, um eine Thrombose und damit eine Fehlgeburt zu verhindern. Sollten bei einer solchen Überprüfung die Gerinnungs-werte des Blutes Bedenkliches anzeigen, dann müsste man sich gerinnungshemmende Mittel spritzen, wie zum Beispiel niedermo-lekulares Heparin.

Nach dem Urlaub gingen wir die Sache mit neuem Mut an. Erste IUI. Ich entdeckte das homöopathische Springzeit Comp., ein Mit-tel, welches den Eisprung und die Eizellreifung fördern sollte. Das „Comp." steht dafür, dass nicht nur ein Wirkstoff enthalten ist, son-dern mehrere. Ich holte mir dazu Rat bei einer Homöopathin im In-ternet. Und siehe da, mit Springzeit Comp. und der Folsäure reifte bei mir ein Follikel heran. Es sprang sogar selbstständig bei genau der Größe, die es aufweisen sollte.

Aber trotzdem brachte diese IUI nichts, außer ein neues Puzzle-stück im Kinderwunsch. Aber auch dafür war ich dankbar. Ich las also noch mehr im Internet und in Büchern. Wir machten noch zwei weitere Versuche, die ich jeweils mit homöopathischen Kügelchen, den sogenannten Globuli, unterstützte, doch leider ergab auch dies nicht das gewünschte Ergebnis. Wenigstens schauten mir in der Kinderwunschpraxis „nur" ein Arzt und eine Krankenschwester zwischen die Beine. Manchmal fragte ich mich, ob meinem Mann überhaupt bewusst war, was ich da auf mich nehmen „musste". Mag sein, dass eine terminierte Spermaabgabe nicht angenehm ist, aber wenigstens fand sie hinter verschlossener Tür statt.

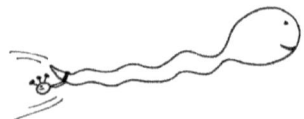

Für mich hieß es: Wir beide wollten das Baby, aber entblößen musste nur ich mich. Dann noch die ständigen Untersuchungen, all die Hoffnungen, die immer wieder wie Seifenblasen zerplatzten. Jedes Mal am Tage des Schwangerschaftstests, der in dieser Praxis immer in Form eines Bluttestes durchgeführt wurde, sollte ich mittags anrufen und hing erst mal zehn Minuten in der Warteschleife. Das hört sich nicht dramatisch an, aber wenn man dann mit zitternder Stimme seinen Namen sagt und nach dem Ergebnis fragt, sie das Ergebnis erst suchen müssen und dann eine bedauernde Stimme am anderen Ende meint „Tut uns sehr leid, es hat wieder nicht geklappt", dann ist das ziemlich nervenaufreibend.

Ich war todtraurig. Immer fragte ich noch nach der Höhe des HCG und stets hieß es: „Da war leider gar nichts. Melden Sie sich bitte, wenn Sie einen weiteren Versuch möchten und die Tage eingesetzt haben." Und danach musste man in der Firma weiterarbeiten, als wäre nichts geschehen.

Wenn ich Zeit hatte, verkrümelte ich mich in der Pause an einen Ort, wo mich niemand sah, und weinte bitterlich. Es tat so weh. Ich fragte mich ständig: Warum klappt es nicht? Warum? Die Trauer kippte manchmal in Wut um. Ich wütete gegen alles und jeden. Vor allem verlor ich langsam meinen Glauben. Ich war kein Kirchgänger, aber ich glaubte an Gott. Doch immer häufiger ertappte ich mich dabei, Gott verantwortlich zu machen und ihn anzuprangern. Ich konnte nicht verstehen, dass er mir oder uns diesen Wunsch verwehrte. Ich hatte doch inzwischen genug gelitten. Dachte ich. Es sollte sich aber nur um die Spitze des Eisberges handeln, das fand ich bald heraus. Immerhin empfand ich noch Schmerz bei den Worten der Sprechstundenhilfe.

Auch in dieser Praxis wurde meine zweite Zyklushälfte mit Gelbkörper unterstützt. Diesmal hatte ich zwar wieder die einschlägigen Nebenwirkungen, doch da ich die Pillen nur abends nehmen musste und nicht tagsüber, war das nicht ganz so schlimm – so schlief ich wenigstens besser ein. Man hätte die Tabletten auch vaginal einnehmen können, allerdings könnte dann der pH-Wert sehr leicht aus den Fugen geraten und man bekäme sehr leicht eine Pilzinfektion, wie mir der Arzt erklärte. Deshalb ließ ich das bleiben. Aber als Tipp: Hier hilft im Fall des Falles kalter Joghurt oder Quark. Nein, nicht essen, sondern dorthin, wo es juckt.

Da unsere drei Versuche nicht zu dem gewünschten Ergebnis führten, mussten wir weiterdenken. Jetzt war ich bereit, alles zu versuchen. Schließlich war ich inzwischen fast 32 Jahre alt. Der nächste Schritt war für uns die ICSI, die Intrazytoplasmatische Spermieninjektion. Die Kosten lagen zwar höher als bei der IVF, der In-vitro-Fertilisation, doch auch die Chancen waren höher.

Bei der ICSI gab es, wie auch sonst überall, verschiedene „Modelle": langes Protokoll, kurzes Protokoll, Protagonisten-Protokoll und auch verschiedene Medikamente. Für mich wurde das kurze ausgewählt. Als Erstes wurde meinem Körper mittels eines Nasensprays gesagt, er solle seine Hormonproduktion herunterfahren, eine sogenannte Downregulierung. Ich wurde praktisch in verfrühte Wechseljahre katapultiert und mein Eisprung unterdrückt. Mit dem Nasenspray beginnt man am Zyklusanfang. Natürlich konnten dabei auch Nebenwirkungen, wie zum Beispiel Hitzewallungen, entstehen, aber ich überstand alles ohne Probleme. Beim langen Protokoll wurde hier eine Pause eingeschoben und auf die Mens gewartet.

Da für eine ICSI oder eine IVF nicht nur ein oder zwei Follikel „gezüchtet" werden, sondern viel mehr, wird ein weiteres Hormon gegeben. Ich spritzte mir ein paar Tage nach Beginn der Downregulierung FSH. Dieses Mal allerdings in einer wesentlich höheren Dosis als bei der IUI, aber zum Glück wieder mit dem Pen. Da ich ja auch noch das Faktor-V-Leiden hatte, musste ich mir zusätzlich niedrigmolekulares Heparin spritzen, dafür gab es leider keinen Pen. Den Unterschied sah ich deutlich. Mein Bauch sah aus – grün und blau von den Einstichen. Ich kam mir vor wie ein Nadelkissen.

Ab jetzt wurde mittels Ultraschall engmaschig kontrolliert, wie viele und wie schnell die Follikel heranwuchsen. Als sie eine gewisse Größe erreicht hatten, so um die 20 Millimeter pro Follikel, erhielt ich eine HCG-Spritze zum Auslösen des Eisprungs. Ich musste aber vor dem Eisprung in die Klinik, wo unter Betäubung die Follikel „geerntet" wurden. Die Narkose kostete natürlich extra, aber so konnte der Doc ungestört arbeiten und ich bekam selber nichts von der Punktion mit. Diese geschieht mittels einer langen, sehr dünnen Nadel, die durch die Vagina zum Eierstock geschoben und durch die die einzelnen Follikel unter Ultraschallbeobachtung abgesaugt wurden. Diese wurden dann erst mal untersucht und die reifen unter einem Spezialmikroskop mit einer Nadel, in der sich ein gesundes Spermium befindet, befruchtet.

Hatte ich vergessen zu erwähnen, dass mein Mann das Labor mit einem gefüllten Becherchen beglücken durfte? Die befruchteten Eizellen wurden in eine Flüssigkeit gelegt, in eine Art Brutkasten eingelagert und sollten sich nun teilen. Da man sich in Deutschland „nur" bis zu drei befruchtete Eizellen zurückgeben lassen darf, hatten wir die Möglichkeit, die restlichen für weitere sogenannte Kryo-Versuche einzufrieren. Kryo-Versuche sind solche, bei denen ein Zyklus ohne größere Hormongaben genutzt wird, um die aufgetauten Eizellen einzusetzen.

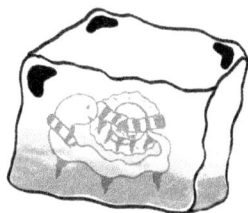

Zurück zu unserer ersten ICSI: Man hatte die Möglichkeit zu wählen, wann man die befruchteten Eizellen wieder zurück bekäme. In den meisten Fällen, von denen wir hörten, passierte dies nach zwei Tagen. Zu diesem Zeitpunkt sollte sich die Eizelle zwei- bis dreimal geteilt haben, man sprach daher von Zweizellern, Vierzellern oder Achtzellern. Ich aber ließ mir die Eizelle erst fünf Tage nach Befruchtung einsetzen, so hatten wir die Chance zu sehen, ob sie sich bereits öfter geteilt hatte. Das nannte man dann Morula- oder Blastozystenstadium. Dabei war die Eizelle schon oft geteilt und quasi bereit sich einzunisten.

Was besser ist? Daran schieden sich die Geister. Ich persönlich kam zu dem Schluss, dass eine Eileiterschwangerschaft bei einer späten Rückgabe nicht ganz so oft vorkäme. Die Rückgabe der befruchteten Eizellen funktionierte genauso wie eine IUI. Die Eizellen wurden mittels eines langen, flexiblen Katheters in die Gebärmutter injiziert. Man hat aber noch mehrere Extras, die man gegen Aufpreis machen lassen kann, zum Beispiel das sogenannte „Assisted Hatching". Hier wird die Eihaut der befruchteten Eizelle „angekratzt", das soll das „Andocken", also das Einnisten, unterstützen.

Kleiner Auffrischungskurs in Biologie: Wenn sich die befruchtete Eizelle schon im Blastozystenstadium befindet, ist das Einnisten nicht mehr weit. Die Eizelle besteht jetzt aus so vielen Zellen, dass sie im wahrsten Sinne des Wortes kurz davor ist, zu platzen. Wenn dies passiert, reißt natürlich die Eihaut ein und die ganzen Zellen werden in den Uterus, also in die Gebärmutterschleimhaut, „entleert", damit sie sich dort einnisten können. Beim Assisted Hatching wird dieser Vorgang unterstützt. Ob es was bringt oder nicht, kann einem aber keiner sagen.

In der Warteschleife sollte man natürlich den Körper wieder mit Progesterongaben unterstützen, da nach einer ICSI weniger bis überhaupt keine eigenen Hormone produziert werden. Dann kann man nur noch warten. Eine IVF ist praktisch der gleiche Vorgang, nur wird die Eizelle nicht direkt mit einem Spermium befruchtet, sondern beide werden in einem Reagenzglas zusammengefügt. Hier müssen die Spermien das Ei selbstständig befruchten.

Da ich alles richtig machen wollte, nahm ich mir für die Zeit ab der Punktion, also in der sogenannten Warteschleife, Urlaub und unterstützte die zweite Phase mit Akupunktur. Ich war unheimlich motiviert, alles zu geben, alles richtig zu machen, alles zu tun, damit es klappte. Und eigentlich hatte ich ein gutes Gefühl. Die Akupunktur hatte zur Folge, dass in den letzten Tagen vor der Punktion meine Follikel, seien sie noch so klein gewesen, heranwuchsen. Bei der Entnahme hatte ich sage und schreibe 17 Follikel, wovon 15 reif waren und 13 sich befruchten ließen. Eine super Ausbeute! Allerdings besteht mit einer so großen Follikelanzahl bei der Punktion immer

die Gefahr einer Überstimulation, es kann das sogenannte Übersti-
mulationssyndrom auftreten. Das bemerkt man allerdings im Fall
der Fälle erst nach der Eizellenentnahme, da jeder Follikel sich in
einer Flüssigkeit befindet. Diese wird bei Punktion in den Bauchraum freigegeben und kann dort eventuell zu Unterleibsschmerzen
bis hin zur Lungenembolie führen. Es gibt kaum etwas, das gegen
eine leichte oder mittelschwerere Überstimulation hilft. Bei einer
schweren muss man natürlich sofort ins Krankenhaus, denn mit
einer Lungenembolie ist nicht zu spaßen. Ich habe viel getrunken,
das heißt über drei Liter täglich. Faustregel: Gegen Wasser hilft nur
Wasser. Ansonsten habe ich noch Brennnesseltee getrunken, doch
was mir am besten geholfen hat, war Knoblauch.

Die Warteschleife ist übrigens fast das Schlimmste am ganzen Vorgang, denn man will nichts falsch machen. Jedes noch so kleine Zie-
pen, die Übelkeit und sonstige Unpässlichkeiten des Körpers werden überbewertet und als Schwangerschaftsanzeichen oder eben
das Gegenteil gesehen. Die Psyche spielt hier ein ganz gemeines
Spiel mit einem. Ein Glas Wein gab's bei mir nur mit schlechtem Gewissen, Sport machte ich nicht mehr.

Trotzdem, etwa eine Woche nach Rückgabe der Blastozysten bekam ich Krämpfe. Ich wusste, dass es wieder vorbei war. Der Bluttest
bestätigte mir meine Vermutung. Nicht schwanger. Warum bloß?
Ich hatte doch alles befolgt, alles gegeben, alles probiert. Ich war so
traurig und wollte eigentlich mit niemandem reden, auch nicht mit
meinem Mann. Aber wieder einmal musste ich die Starke spielen.
Diese Maske nahm ich immer seltener ab. Weder zu Hause noch bei
meinen Freunden oder Eltern.

Wie es mir wirklich ging, wusste, glaube ich, niemand. Darin war ich
Meister. Ich weinte nur noch, wenn ich alleine war. Ging allein spazieren. Grübelte viel.

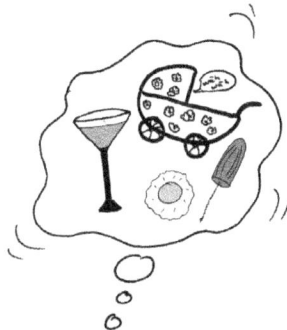

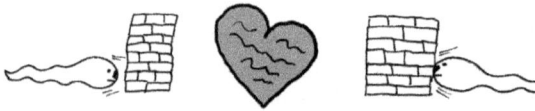

Ein Schutzwall fürs Herz

Bei den nächsten Versuchen ging ich arbeiten. Dort wusste niemand Bescheid, und auch hier kam mir meine Maske sehr gelegen. Denn das Ergebnis der Schwangerschaftstests wurde immer mittags bekannt gegeben – in meiner Pause.

Nach jedem negativen Ergebnis ging ich arbeiten, als sei nichts passiert. Freundlich zu den Kunden zu sein war gar nicht so einfach. Aber nach zwei weiteren missglückten Versuchen, alle mit hervorragenden Blastozysten oder Eizellen im Morula-Stadium, empfand ich nichts mehr. Ich hörte die Negativmeldung, sagte, ich würde mich wieder melden, und legte auf. Ich empfand keine Trauer, ich weinte nicht, gar nichts. Als ich das bemerkte, erschrak ich. Was war passiert? Ich hielt mich eigentlich für den emotionalsten Mensch auf dieser Erde. Wie konnte ich nur so hart werden? Nichts empfinden? Wie ging das, wie? Wie machen wir weiter? Machen wir weiter? Brauchen wir eine Pause?

Einen Versuch hatten wir noch, aber wir entschieden uns erst mal dagegen. Wir brauchten mal eine Auszeit, das Ganze belastete uns sehr. Es war wie eine Art Schutzwall, den ich um mein Herz gebaut hatte, Je mehr Rückschläge wir erlebten, desto höher wurde die Mauer. Ich glaube, ohne diese Barriere wäre ich zusammengebrochen.

Auch auf die ständigen neugierigen und bohrenden Fragen von Freunden und Bekannten mussten wir uns gute Antworten einfallen lassen. Wir hörten: Wollt ihr keine Kinder? Wollt ihr lieber reisen, statt Kinder zu haben? Ich dachte, ihr wolltet Kinder? Wie lange seid ihr jetzt schon verheiratet? Ach, so lange schon? Wie schaut es denn mit Nachwuchs aus?

Meine Maske kam mir sehr gelegen. Es half ja nichts, zu heulen anzufangen. Mir kamen zwar jedes Mal fast die Tränen, aber das durfte
ich mir ja nicht anmerken lassen.

Eingeweiht waren nur wenige, und auch die wussten nicht, wie es
um meine Seele aussah. Also immer schön lächeln, Zähne zusam-
menbeißen und brav antworten: Ach weißt du, wenn es passiert,
passiert's. Wir sind ja noch jung und haben es nicht so eilig. Das war
das Übliche. Doch wenn man diese Antwort schon mal vor etwa vier
Jahren angebracht hatte, musste man sich langsam was Neues einfallen lassen. Gar nicht so einfach.

Es gab natürlich auch noch angebliche Freunde oder Kollegen, die
hinter meinem Rücken lästerten.

Dann wurden alle um mich herum schwanger und bekamen ihre
Babys. Man sollte meinen, dass ich solche Menschen mied und dass
mir ihr Glück weh tat. Seltsamerweise war dem nicht so. Ich bin kein
neidischer Mensch, war ich noch nie. Ich gönnte jedem sein Glück.
Denn das, was ich durchmachte, wünschte ich noch nicht mal meiner ärgsten Feindin.

Nach unserer Pause hatten wir eine Besprechung mit Herrn Dr.
Wunsch. Er konnte sich das Ganze auch nicht erklären und schlug
weitere Untersuchungen vor. Genauer gesagt legten wir ihm diese
Worte in den Mund, denn wie so oft hatten wir uns schon selber
schlau gemacht und wollten eben alles ausschließen. Wir ließen
unser Blut untersuchen, um herauszufinden, ob mein Körper Klaus'
Zellen abwehrte und daher eine Immunisierung notwendig wäre.
Das kann nämlich ein Grund für einen unerfüllten Kinderwunsch
sein. In diesem Fall erkennt der Körper der Mutter die befruchtete
Eizelle als „feindliches Genmaterial" und stößt sie ab. Hier kann aber
in manchen Fallen mit der bei vielen umstrittenen Immuntherapie
geholfen werden.

Da unser Blut als unauffällig eingestuft wurde, entschieden wir uns
nochmals für eine Pause. Wir mussten zueinander finden. Das ganze Procedere nagte sehr an unserer Beziehung. Ich konnte so nicht
mehr weitermachen. Wir hatten noch einen Kryo-Versuch im „Ge-

frierfach", der würde auch noch ein Jahr auf uns warten. Ich musste zunächst meine Maske loswerden. Ich wollte wieder fühlen, wieder Mensch sein, wieder richtig lachen können, wollte diese ewige Traurigkeit in mir drin loswerden. Einfach wieder leben.

Das Einzige, was sich in dieser ganzen Zeit besserte, war das Spermiogramm von Klaus. Es entwickelte sich von einem schwergradigen OAT 3 zu einem A für Asthenozoospermie. Hier ist die Anzahl der Spermien immer noch geringer, also nicht „normal", aber es sind mehr gesunde und bewegliche dabei.

Unterstützt haben wir das Ganze jedenfalls mit einem homöopathischen Mittel namens Schwimmer Comp. Globulis. Die Schwimmer wurden schneller und mehr, was uns kein Arzt erklären konnte. Denn angeblich konnte man gegen schlechte Spermien ja nichts machen ...

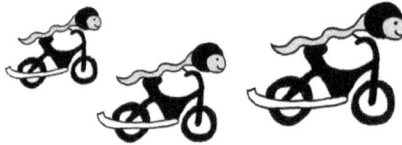

Die ICSI hatte uns zwar kein Baby gebracht, aber sie hatte bei mir dennoch etwas bewirkt: Mein Körpergefühl wurde besser und die schlimmen Menstruationsschmerzen wurden erträglicher.

Ich hatte endlich wieder einigermaßen normale Blutungen und meine Gebärmutterschleimhaut baute sich deutlicher auf und auch komplett wieder ab.

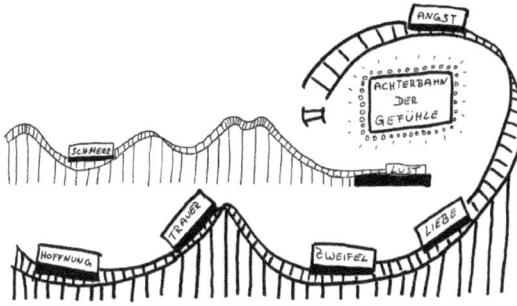

Achterbahn der Gefühle

Unsere Beziehung litt sehr unter dem unerfüllten Kinderwunsch. Inzwischen waren ganze sechs Jahre ins Land gegangen, eine verdammt lange Zeit. Zwar war unser Puzzle schon fast fertig, aber ich war mir nicht sicher, ob es jemals komplett würde.

Wieder stellte ich mir die alten Fragen: Gehören wir überhaupt zusammen? Kann ich ohne Kinder glücklich werden? Haben wir eine gemeinsame Zukunft? Eine wahre Achterbahnfahrt meiner Gefühle. Ich brauchte Zeit – für mich, für meine Gedanken. Ich musste mir über so vieles klar werden, und zwar bevor die Achterbahn zusammenkrachte oder der dreifache Looping kam. Klaus war eigentlich der perfekte Partner – aber ohne Kinder?

Meine innere Uhr tickte. Ein halbes Jahr gingen wir praktisch getrennte Wege. Wir wohnten noch zusammen, aber ich unternahm mehr mit Freundinnen, ging tanzen, lernte wieder zu lachen, genoss mein Leben ohne Sorgen, ohne Fragen, ohne Puzzle. Zumindest für eine gewisse Zeit. Irgendwann fing ich an, Klaus zu vermissen. Die Liebe siegte und ich erkannte, dass ein Leben ohne Klaus doch nicht das Richtige war. Wir gehörten zusammen. Wir sind Topf und Deckel, Kopf und Arsch, na ihr wisst schon.

Den Kinderwunsch abhaken wollte ich noch nicht, aber ich war bereit, unserer Beziehung auch ohne Kinder eine Chance zu geben. Adoption war mir jedoch auch nicht geheuer. Vorher wollte ich alle

Möglichkeiten ausschöpfen. Wir verabredeten, dass – wenn nicht noch ein Wunder geschehe – wir unser Glück in der Tschechei oder in Österreich suchen wollten, denn da gab es andere Möglichkeiten, zum Beispiel ICSI mit Spendersamen oder ICSI mit Spender-Ei. In Österreich durfte man alle Eizellen zu Blastozysten heranreifen lassen und dann erst einfrieren und konnte sich dadurch die besten aussuchen. Aber erst mal machten wir Urlaub in unserem geliebten Florida. Unsere Beziehung brauchte gerade sehr viele Streicheleinheiten.

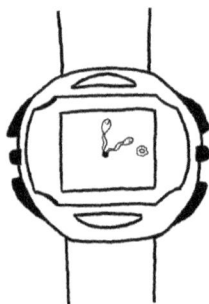

Die amerikanische Eier-Uhr

In unserem geliebten Naples entdeckten wir in unserem Lieblingsbücherladen Aufklärungsbücher über die Fast-Tabuthemen IUI und ICSI. Die gab es dort zuhauf, und auch die Menschen redeten dort viel offener über solche Themen. Man musste sich nicht „schämen" für eine ICSI.

Ich stöberte gerade durch eine Riesenwand voll mit Zeitschriften und wusste gar nicht, wonach ich suchte, aber schicksalhaft schaute ich weiter und weiter. Normalerweise ging ich schnell aus der Abteilung „Schwangerschaft" heraus, denn an sich war das nicht mein Thema. Schließlich war ich ja nicht schwanger und zu dem Zeitpunkt dachte ich, dass ich es niemals werden würde. Das hatten mir die Ärzte erfolgreich eingeredet.

Doch fast beiläufig entdeckte ich etwas, das ich vorher noch nie gesehen hatte. Unglaublich, die Amis hatten eine Zeitschrift über Kinderwunsch! Vor mir lag das „Empfängnis-Magazin". Ich war glücklich und hatte das Gefühl, genau das sei meine Rettung. Ich weiß nicht, wieso ich das glaubte, aber manche Gefühle oder Vorahnungen kann man eben nicht erklären. An der Kasse tätigte ich eine Fünf-Dollar-Investition in die Zukunft und das Glück. In der Zeitschrift sah ich die Anzeige einer Uhr, die die Ovulation, also den Eisprung, voraussagen sollte: die amerikanische Eier-Uhr. In Anzeigen stand zwar oft viel Müll, und es war auch nicht das einzige angepriesene Wundermittel in der Zeitschrift, aber das hier war anders. Ich MUSSTE diese Uhr haben! Die Ankündigung des Herstellers lautete wie folgt:

Die Tabelle zeigt die Wahrscheinlichkeiten der fruchtbaren Tage an. Hier wird deutlich, dass am Eisprungtag selber die Wahrscheinlichkeit deutlich niedriger ist, schwanger zu werden, als während der Tage davor. Es gibt sogar eine medizinische Studie, die genau diese Informationen wiedergibt. Durch die Eier-Uhr könnt ihr eure Chancen auf eine Schwangerschaft deutlich erhöhen und viel schneller schwanger werden.

Unterhalb des Textes, der mir augenblicklich Herzklopfen und schweißnasse Hände bescherte, war die erwähnte Grafik abgedruckt. Sie machte deutlich, dass die herkömmlichen Ovulations-Sticks – die auch ich am Anfang unserer Kinderwunsch-Odyssee verwendet hatte – eigentlich einen viel zu kleinen Zeithorizont für das sexuelle Miteinander ausspuckten.

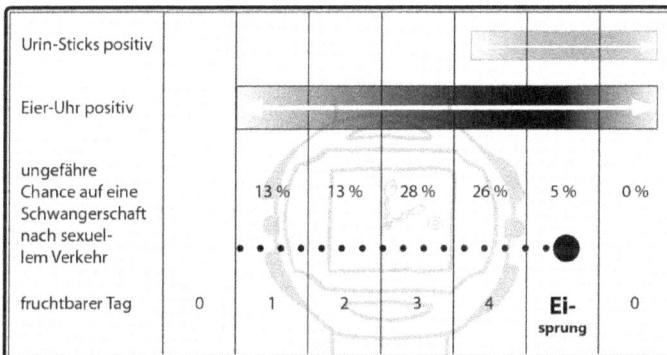

Urin-Sticks positiv							
Eier-Uhr positiv							
ungefähre Chance auf eine Schwangerschaft nach sexuellem Verkehr		13 %	13 %	28 %	26 %	5 %	0 %
fruchtbarer Tag	0	1	2	3	4	**Ei-sprung**	0

Meine biologische Uhr tickte laut und vernehmlich und ich klammerte mich an jeden noch so dünnen Strohhalm. Möglichst sollte dieser halbwegs natürlich sein. Wir wollten es also mit dieser Uhr mal probieren. Auch Klaus war Feuer und Flamme, da er mit diesem Gerät mehr anfangen konnte und es als logischer empfand als irgendwelche Sticks, auf die man pieseln musste.

Wieder zu Hause merkten wir, dass die Uhr nur in die USA versandt wurde, aber in einem Online-Auktionshaus wurden wir fündig und ersteigerten ein Gerät. Klaus war sich sicher, dass es damit klappen würde. Um ganz ehrlich zu sein, ich war davon nicht so überzeugt, aber probieren konnte man es ja mal. Deutlich günstiger als eine ICSI war die Uhr auf jeden Fall, und außerdem manipulierte ich nicht schon wieder mit schmerzhaften und teuren Spritzen an meinem Hormonhaushalt herum.

Ich studierte die Internetseite des Anbieters und fand zahlreiche „Erfolgsberichte" von Frauen, die es mittels dieser Uhr geschafft hatten, schwanger zu werden.

Oh, wie gerne würde ich meine Geschichte dort mit einem guten Ausgang posten, um anderen Mut zu machen! Inzwischen war ich tatsächlich schon 33 Jahre alt. Mein Kinderwunsch bestand schon sieben Jahre – die Zeit verging wie im Fluge.

Den ersten Sensor probierten wir vor unserem nächsten Urlaub und währenddessen aus. So, wie funktionierte das gleich nochmal? Sensor in die Uhr einlegen, erledigt. Jede Nacht mindestens für sechs Stunden tragen, kein Problem. Die Uhr würde alle dreißig Minuten Informationen aus dem Schweiß sammeln und dann die Konzentration der verschiedenen Bestandteile auswerten. Nach einiger Zeit zeigte das Gerät auch brav die fünf fruchtbaren Tage an, also funktionierte sie.

Es war so einfach und entspannend, ganz ohne ständiges Beobachten des eigenen Körpers und seiner Reaktionen. Nur leider waren wir immer so k.o. – wir waren auf einer Rundreise mit extrem vielen Kilometern unterwegs –, dass aus dem Eier-Uhr-Sex nichts wurde und ich pünktlich meine Tage bekam. Diesmal allerdings ohne Ratespielchen, wann der Eisprung gewesen sei. Leider hatte ich keine weiteren Sensoren dabei, aber ich rechnete mir den Ovulationstag aus. Ein paar Tage später, kurz vor dem Rückflug, sahen wir einen Bücherladen. Also rein und ab in die Zeitschriftenecke. Ich entdeckte die neue Ausgabe des Empfängnis-Magazins. Auch diese musste ich haben und ein Miniartikel sprang mir noch im Laden sofort ins Auge. Ich zeigte ihn Klaus und machte große Augen. Dieser Beitrag sollte unser Leben verändern, denn von nun an hieß es

Jeden Tag Sex, bitte!

Gemeinsam lasen wir in unserer neuen Kinderwunsch-Fibel:

Immer wieder wird Paaren mit Kinderwunsch geraten, nur alle paar Tage Sex zu haben, da angeblich die Qualität der Spermien bei täglichem Sex nachlässt. Dies ist aber gerade bei Männern mit schlechten Schwimmern fatal, da so die langsamen Schwimmer dem Ei nur noch hinterher winken können. Anders ausgedrückt: das Zeitfenster ist verpasst. Männer, haltet euch fest: Laut Forschern in Australien dürft ihr nun bei Kinderwunsch TÄGLICH Sex haben! Dies fördert sogar die Qualität der Schwimmer. Und erhöht die Chance auf Nachwuchs.

Der Artikel behauptete also das komplette Gegenteil von dem, was uns die Ärzte jahrelang geraten hatten, aber irgendwie dachte ich mir: Wenn es die Amis und die Aussies sagen, dann probieren wir es einfach, denn schaden würde es bestimmt nicht und Klaus würde sich mit Sicherheit über die neue Anleitung zum Wunschkind freuen. Die Zeit der verschlafenen Hängematten-Abende war für die Spermien von Klaus jedenfalls vorbei!

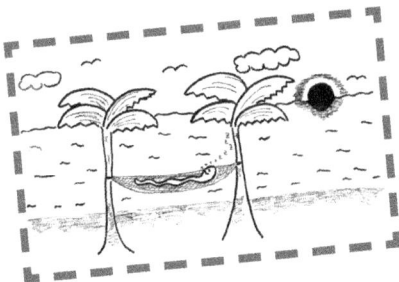

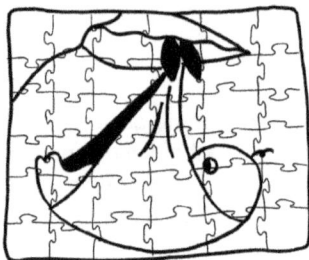

Selbstversuch als Labor-Ratten

Mit diesen Informationen im Hinterkopf entschied ich mich für einen Selbstversuch. Ich ernannte uns sozusagen zu Labor-Ratten, so dass wir gleich nach der Landung anfangen und unser Programm zehn Tage durchhalten mussten, damit der Versuch auch wirklich zählte.

In der ersten Zyklushälfte nahm ich meine Springzeit Comp. Globuli zur Förderung des Eisprungs ein, in der zweiten dann die Bleib da Comp. Globuli, die eine Einnistung unterstützen sollten. In der Zeit des Wartens war ich weder brav noch schonte ich mich besonders. Ich machte mein heiß geliebtes Tae Bo und wir reisten herum. Während der möglichen Einnistung waren wir rund 450 Kilometer von zu Hause entfernt auf eine Hochzeit eingeladen. Diese Strecke fuhren wir mit unserem Uralt-Ami-Auto aus den 1980er Jahren. Man spürte jeden Hubbel auf der Piste. So durchgerüttelt wurde ich schon lange nicht mehr. Ich schrieb diesen Versuch insgeheim ab, nahm aber brav meine Globuli weiter ein.

An dem Tag, wo die Mens hätte kommen sollen, passierte ... nichts. Ich dachte mir: Du warst im Urlaub, im Warmen, und dein Körper ist komplett durcheinander, das kann schon mal passieren. Jetzt ist Geduld gefragt und abwarten. Die Mens wird schon noch kommen.

Ich bekam Zahnfleischbluten und dachte, ich hätte sicher einfach beim Putzen zu fest aufgedrückt, oder? Als nach vier Tagen immer noch keine Mens in Sicht war, kaufte ich mir zwei Schwangerschaftstests in der Drogerie, die das Ergebnis ab einem HCG-Wert von 25 IE/L anzeigen sollten. Eigentlich wollte ich bis zum nächsten Morgen warten, also nicht den gleichen Fehler nochmal machen und „minderwertigen" Urin von untertags verwenden.

Doch dann hielt ich es nicht mehr aus und dachte mir: „Ok, einen jetzt und wenn der negativ ist", womit ich rechnete, „dann mach ich morgen früh wieder einen. Wenn der auch negativ ist, dann müssen wir halt weiter probieren." Ich bin nun mal die ungeduldigste Person auf diesem Planeten. Wie ich diese sieben Jahre Kinderwunsch überhaupt überlebt habe, weiß ich – ehrlich gesagt – nicht.

Abends, ich war mutterseelenallein in der Wohnung, nahm ich einen der Tests, und der war binnen einer Sekunde positiv. Wie, positiv? Wie konnte das denn sein? Zuerst meinte ich, da sei nur was nass geworden, dann beruhigte ich mich: „Komm Mädel, bleib ganz ruhig, warte die zehn Minuten ab."

Es waren erst zwei vergangen. Nach fünf Minuten war das Plus immer noch da und wurde deutlicher. Auch in den nächsten fünf Minuten ging das Kreuz einfach nicht weg. Wie war das denn passiert? Das mit den Bienchen und Blümchen war mir klar, aber ich und schwanger? Das war wie Ostern und Weihnachten an einem Tag!

Ich schrie wie eine Verrückte, weinte und lachte zusammen, hüpfte auf und ab, rannte quer durch die Wohnung wie ein kopfloses Huhn, schaute immer wieder den Test an, weil es ja eigentlich gar nicht sein konnte.

Das musste ich jemandem erzählen, nur wem? Am liebsten der ganzen Welt, aber eigentlich wollte ich es Klaus als Allerallererstem erzählen. Doch der musste heute länger arbeiten – ausgerechnet heute! Darauf, dass Klaus endlich heimkam, konnte ich unmöglich warten.

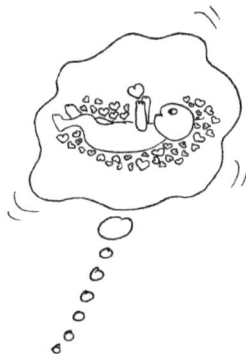

Wen also konnte ich ohne ein schlechtes Gewissen anrufen? Meine Mutter musste herhalten. Ich wählte ihre Nummer, aber aus mir kam nur Schluchzen. Mein Vater, der ans Telefon ging, wusste überhaupt nicht, was los war. Ich stotterte ein ‚positiv'. Was war positiv? Der Arme dachte wohl, ich hatte einen Unfall gehabt oder etwas anderes Schreckliches. Er reichte den Hörer weiter, meine Mutter weinte inzwischen auch schon, obwohl sie nicht mal wusste, warum. Aber so ist das mit Müttern und Töchtern: Weint die eine, weint auch die andere.

Jetzt versuchte ich mich zusammenzureißen, schluckte die Tränen runter und stammelte was von schwanger und positiv. Meine Mutter verstand sofort, was los war, was aber nur noch mehr dazu beitrug, dass wir beide weinten. Mein Vater kapierte immer noch nicht, warum wir weinten, wenn ich doch schwanger war. Das war doch eine gute Nachricht. Er wollte Beweise sehen. „Ok", sagte ich, „ich schicke ein Foto vom Schwangerschaftstest."

Dann rief ich Klaus an, ich hielt es nicht mehr aus. Ich sagte nur: „Du wirst Papa!" Der Arme kriegte gar keinen Ton mehr raus. Irgendwie hatte ich mir seine Reaktion anders vorgestellt, aber andererseits konnte ich es auch nachempfinden. Es war so unreal. Auch für mich. Wir probierten doch schon so lange, schwanger zu werden ...

Also war ich es wirklich und wahrhaftig – nach all den Jahren, all den Ärzten, all den Enttäuschungen hatte es jetzt tatsächlich geklappt, und das nur wegen zweier kleiner Werbe-Anzeigen und einer unscheinbaren Eier-Uhr in einem amerikanischen Magazin?! Unglaublich.

Einen Tag später ging ich zu meinem Gynäkologen Dr. Liebherr. Ich musste feststellen, dass dieser schon im Ruhestand war, aber sein Nachfolger nahm mich in Empfang. Den kannte ich zwar noch nicht, aber ich erklärte so kurz es eben ging meine Geschichte und verlangte einen Bluttest, der den HCG-Wert ermitteln sollte. Ungeduldig wartete ich auf den erlösenden Anruf. Ich war mal wieder auf Arbeit. Horrorvisionen machten sich in meinem Hirn breit. Diese Anrufe kannte ich zur Genüge, allerdings nur in Verbindung mit unangenehmen Erfahrungen.

Gegen vier Uhr kam dann endlich die Nachricht: Mein HCG lag bei 1245, was recht hoch ist und auf eine intakte Schwangerschaft hindeutet. Ich glaube, das zuvor waren die längsten sechs Stunden meines Lebens gewesen. Mein Arzt gratulierte mir überschwänglich und meinte, ich sei ein kleines Wunder. Ich hätte die ganze Welt umarmen können. Klar, es konnte noch viel passieren, aber daran dachte ich gar nicht. Ich war mehr als positiv eingestellt, an die sogenannten Gefahren verschwendete ich keinen Gedanken.

Eine Woche später, beim Ultraschall in der Praxis, war ich der festen Überzeugung, dass das alles nur ein Traum gewesen sei, und selbst wenn es denn wahr wäre, man bestimmt noch nichts sehen konnte. Aber auf dem Bildschirm erschien ein Punkt und angeblich in der Mitte ein pochendes Herz. Ich kam mir vor, als würde ich einen Film schauen, die Einrichtung der Praxis machte es auch nicht unbedingt leichter. Gegenüber vom Untersuchungsstuhl war ein Monitor angebracht, auf den ich schauen sollte, und das fühlte sich nun gar nicht nach meinem eigenen Ultraschallbild an. Ich war vollkommen fasziniert. Ungläubig zwar, aber dennoch unendlich bewegt. Da das Herz schon so schön pochte, sollte ich das nächste Mal schon meinen Mutterpass bekommen. Damit wäre ich dann endlich „offiziell" schwanger.

Unser Puzzle hatten wir in sieben Jahren fertiggestellt, und jedes Stück fügte sich passgenau in ein anderes. Jedes gab uns eine Antwort auf eine der vielen Fragen. Anscheinend mussten wir das letzte und entscheidende Stück in den USA finden. Die Frage „Warum wir?" darf man sich gar nicht stellen, denn es trifft eben nicht immer nur die anderen.

Ich lernte auch: Man darf sich leider nicht immer nur auf die Ärzte verlassen, sondern muss auch seinem Gefühl folgen. Ich weiß nicht, wie viele Enttäuschungen wir noch überstanden hätten. Ich wundere mich sowieso, mit wie vielen Rückschlägen man fertig wird, wie viel man wegsteckt. Es muss ja immer weitergehen.

Die Belohnung und der Beweis, dass es klappen kann, ist fünf Wochen alt, liegt neben mir und schlummert gerade selig.

Auch während der Geburt musste ich wieder meine Stärke unter Beweis stellen. Geschenkt sollte ich auch diese nicht kriegen, aber auch das war es wert, und spätestens, wenn das kleine Baby-Paket in den eigenen Armen liegt, vergisst man alle Strapazen.

Meine Eier-Uhr bewahre ich an einem kindersicheren Ort auf. In einiger Zeit wird es vielleicht noch ein Geschwisterchen für unseren Stammhalter geben – gut möglich, dass ich in Babywunsch-Zeiten aus guter alter Gewohnheit zu unserem ganz persönlichen Empfängnis-Manager greife und die Eier-Uhr stelle...

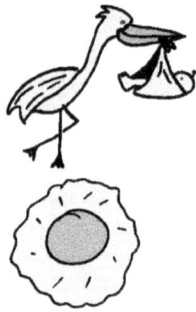

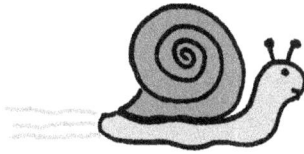

Methoden, um die fruchtbaren Tage herauszufinden

Natürlich bin ich kein Arzt, aber aus eigener langjähriger Erfahrung kenne ich die meisten Methoden zur Bestimmung der fruchtbaren Tage. Meiner Meinung nach sollte man seinem Körper nach Absetzen einer hormonellen Verhütung erst einmal die Chance geben, sich zu regenerieren. Wenn die Mens wieder in einem gleichmäßigen Rhythmus kommt, kann man der Natur ihren Lauf lassen. Man sagt, dass ein gesundes Paar im Durchschnitt maximal ein Jahr braucht, bis eine Schwangerschaft entsteht. Diese Zeit sollte man dem eigenen Körper auch geben – ohne irgendeinen Druck.

Stellt sich kein regelmäßiger Zyklus ein, kann man die dreimonatige Einnahme von Mönchspfeffer in Erwägung ziehen. Mönchspfeffer ist weitgehend nebenwirkungsfrei und daher wesentlich schonender als künstlich zugeführte Hormone. Ist man in diesem ersten Kinderwunsch-Jahr schon sehr ungeduldig, kann man natürlich auf unterstützende Hilfsmittel zurückgreifen, die mehr oder weniger kostenintensiv sind.

Die sympto-thermale Methode (STM)

Die kostengünstigste Methode, den natürlichen weiblichen Zyklus kennenzulernen, ist der Befruchtungskorso, auch sympto-thermale Methode genannt. Diese Methode basiert auf einer Mischung von Zervix-Schleim- und Basaltemperatur-Beobachtung. Der Vorteil dieser Methode ist, dass sie ohne größere Hilfsmittel durchzuführen und nicht kostenintensiv ist. Langfristig gesehen benötigt man lediglich Fingerspitzengefühl, ein Thermometer, Schreibpapier, einen Stift – und eventuell einen Wecker.

Wer sich für die sympto-thermale Methode entscheidet, kann sich ab sofort mit der Beschaffenheit seines Zervix-Schleims beschäftigen. Mit den Fingerspitzen lässt sich am besten erfühlen, ob der Schleim in der Scheide eher klumpig (wenig fruchtbar) oder spinnbar (fruchtbar) ist. Zum Eisprung hin wird der Schleim nach und nach dünnflüssiger, und wenn er sich in etwa so anfühlt wie flüssiges Eiweiß, dann ist auch das springende Körper-Ei nicht mehr weit.

Wie ihr bereits wisst, ist es für einige Langsam-Schwimmer-Spermien zu spät, erst an „spinnbaren" Tagen Sex zu haben, da sie das Ei so nicht rechtzeitig erreichen würden. Ihr könnt euch daher guten Gewissens euren Trieben hingeben, sobald sich der Schleim nicht mehr klumpig, sondern in irgendeiner Form „fruchtbar" anfühlt. Dies dürfte, je nach Zykluslänge, so ab dem 10. Zyklustag (plus minus) der Fall sein. Das Einsetzen der Menstruation bezeichnet man als 1. Zyklustag.

Zur genauen Bestimmung der fruchtbaren (und für die spätere Verhütung: zur Bestimmung der unfruchtbaren) Tage kommt nun das Thermometer zum Einsatz: Die morgendliche Aufwach-Temperatur sollte mit einem empfindlichen (Digital-)Thermometer gemessen werden. Die genauen Mess-Zeiten und Mess-Ergebnisse sollte man sich aufschreiben und diverse außergewöhnliche „Ereignisse" notieren, denn z.B. später zu Bett gehen und weniger Schlaf, Ortsveränderungen (z.B. auf Reisen) oder Alkoholkonsum können das Resultat (zumeist nach oben hin) verfälschen.

Um die sogenannte „Basaltemperatur" zu messen, sollte jeden Tag um die gleiche Uhrzeit am gleichen Ort Temperatur gemessen werden. Sehr zuverlässig ist eine rektale Messung (im Po), und zwar am besten noch vor dem ersten Aufstehen, denn jede Körperaktion treibt die morgendliche Körpertemperatur in die Höhe. Digitale Thermometer zeigen nach „pieps" innerhalb weniger Minuten ein zuverlässiges Ergebnis an und speichern dieses auch, sollte man vor dem Notieren der Messwerte versehentlich wieder einschlafen...

Ein Ohr-Thermometer, mit dem man sicherheitshalber in beiden Ohren misst und den höheren Wert notiert, kann innerhalb weniger Sekunden rasche, wenngleich nicht ganz so treffsichere Auskünfte geben.

Üblicherweise steigt die Temperatur etwa zwei bis drei Tage nach dem Eisprung um ca. 0,2 Grad Celsius an und bleibt dann erhöht. Der Wert sinkt – sollte keine Befruchtung stattgefunden haben – erst wieder um den Menstruationszeitpunkt herum ab. Für Paare mit Kinderwunsch heißt es also, die Tage vor dem Temperaturanstieg besonders „fleißig" zu sein.

Als Grundregel gilt: Ist die Temperatur noch nicht angestiegen und ist der Schleim noch „fruchtbar", darf mit jeder Menge Sex dem Baby aktiv auf die Sprünge geholfen werden. Bleibt die Basaltemperatur über mehr als 14 Tage konstant erhöht, kann man langsam aber sicher von einer Schwangerschaft ausgehen.

Bleibt die Temperatur dauerhaft erhöht, braucht es zur Bestimmung der Schwangerschaft nicht einmal mehr einen eigenen Schwangerschaftstest, die erhöhte Temperatur ist dann quasi der alternative Schwangerschafts-Beweis.

Ab Seite 77 finden sich ein ausgefülltes Zykluskurven-Musterblatt sowie eine Kopiervorlage zur Durchführung der sympto-thermalen Methode. Weitere Informationen gibt es zum Beispiel im Internet unter der Adresse **www.iner.org**, ein sehr gut besuchtes Forum zum Erfahrungsaustausch findet sich etwa unter **www.nfp-forum. de** (NFP steht für „Natürliche Familienplanung").

Übrigens: Früher, als die sympto-thermale Methode noch nicht „erfunden" war, bedienten sich viele Frauen der bloßen „Temperatur"- bzw. „Schleim"-Methode nach Billings. Da die sympto-thermale Methode allerdings die Chancen auf eine Schwangerschaft deutlich erhöht, rate ich euch, direkt mit der sympto-thermalen Methode anzufangen. Nur zu! Es macht Spaß, seinen Körper zu erforschen. Allerdings solltet ihr euch, vor allem nach längerer Pillen-Einnahme, erst mal ein paar Monate Eingewöhnungsphase gönnen. In einer neuen Firma ist man ja auch nicht gleich Abteilungsleiter.

Zykluscomputer

Wem das Aufschreiben der Aufwach-Temperatur zu umständlich ist, der kann auf etliche Varianten sogenannter „Zykluscomputer" zurückgreifen. Diese Geräte kombinieren Thermometer und Sichtfenster und visualisieren so sehr schön, an welchem Punkt des Zyklus frau sich gerade befindet. Zudem speichern sie einen gewissen Messzeitraum und errechnen daraus kommende Auswertungen in Kombination mit aktuellen Mess-Ergebnissen.

Manche Modelle erlauben die Eingabe von gewissen Zyklus-Merkmalen wie etwa Schleim-Beschaffenheit. Via Anschluss an den eigenen PC kann man sich die Daten bei high-end-Geräten automatisch übertragen und Statistiken erstellen lassen.

Wenngleich der Anschaffungspreis für solche Geräte recht hoch ist, entstehen keine Folgekosten, da keine Hormon-Mess-Stäbchen benötigt werden. Inzwischen gibt es übrigens auch Zykluscomputer, die via LH-Sticks eine diesbezügliche Messung zusätzlich auswerten, um die fruchtbaren Tage noch genauer einzugrenzen.

Ovulations-Stäbchen / LH-Sticks

Die Ovulations-Stäbchen zur Eisprung-Bestimmung gibt es in jeder Apotheke zu kaufen. Sie messen den Anstieg des luteinisierenden Hormons (LH) im Urin. Dessen Konzentration steigt vor dem Eisprung deutlich an. Man sollte den Test jedoch nicht mit dem Morgenurin durchführen, da die Konzentration hier zu stark wäre, sondern ab dem achten oder neunten Zyklustag regelmäßig um die gleiche Uhrzeit, am besten nachmittags. Zuvor sollte man nicht allzu viel getrunken haben und mindestens zwei, drei Stunden nicht auf der Toilette gewesen sein.

Die herkömmlichen analogen Tests haben ein Sichtfenster mit einer Kontrolllinie und einer Ergebnislinie. Ist die Ergebnislinie so dick und stark ausgeprägt wie die Kontrolllinie, kann man von einem Eisprung ausgehen. Inzwischen gibt es auch digitale Tests mit einer automatischen Anzeige.

Allerdings möchte ich einschränkend erwähnen, dass es auch sein kann, dass die Stäbchen keinen Eisprung „erkennen", obwohl der Bluttest beim Arzt eine LH-Erhöhung anzeigt.

Fertilitätsmonitor

Mit Hilfe von Urin-Mess-Stäbchen, die in der ersten Zyklushäfte fast täglich mit Morgenurin durchgeführt werden, kann der Fertilitätsmonitor die Hormone LH und Östrogen im Urin feststellen und ermittelt anhand der gemessenen Werte die fruchtbaren Tage. Das Gerät zeigt ein Symbol am Bildschirm an, wenn es sich einen Test erwartet. Nach Einsetzen des Urin-Stäbchens (dieses tropft nicht, sondern wird nur 3 Sekunden unter den Urin-Strahl gehalten, wo es sich vollsaugt) gibt der Fertilitätsmonitor dann das Ergebnis aus.

Es wird üblicherweise zwischen „geringer", „hoher" und „maximaler" Fruchtbarkeit unterschieden. Insgesamt werden rund 3 bis 7 Tage hohe bzw. maximale Fruchtbarkeit angezeigt, je nach Anwenderin kann dies verschieden ausfallen. Langsame Spermien sollten in dieser Zeit täglich die Chance erhalten, auf Eier-Reise zu gehen.

Die Fertilitätsmonitor-Variante ist meiner Meinung nach etwas zuverlässiger als jene mit den Ovulations-Stäbchen, da die Tests häufiger durchgeführt werden. Außerdem wertet der Fertilitätsmonitor die Tests aus und nicht unser subjektives Auge.

Amerikanische Eier-Uhr

Mein persönlicher Favorit ist und bleibt die amerikanische Eier-Uhr. Leider ist diese hierzulande noch nicht käuflich zu erwerben, denn bisher gibt es noch keine Zulassung für den europäischen Markt. Es gibt aber beispielsweise über das Internet immer Mittel und Wege, um so eine Uhr zu erwerben.

Die Funktion der Uhr in Kürze: Man trägt die Uhr nachts in der ersten Zyklushälfte. In ihr befindet sich ein Sensor, der alle 30 Minuten, während wir schlafen, eine bestimmte chemische Konzentration im Schweiß misst. Diese verändert sich im Laufe des Zyklus und die Uhr kann anhand dieser Veränderungen bestimmen, wann der Eisprung sein wird. Die Uhr meldet mittels des Digitaldisplays, wann der vierte Tag vor dem Eisprung ist.

Ab dann heißt es: Jeden Tag Sex, bitte!

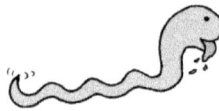

Es klappt nicht – was nun?

Was tun, wenn nun zwei Jahre vergangen sind und man immer noch nicht schwanger geworden ist? Dann kann man langsam anfangen, nach den Ursachen zu forschen. Wenn man allerdings Zeit hat, dann sollte man die Zweisamkeit einfach noch ein wenig unbeschwert genießen.

Frauen, die nicht warten wollen, können die Hormone und Schilddrüsenwerte kontrollieren lassen. Meist muss das zweimal in einem Zyklus geschehen. Viele Frauenärzte prüfen den Hormonstatus aber leider nur einmal, was zu Fehlbehandlungen führen kann.

Männer sollten sich bei einem guten Urologen oder noch besser bei einem Andrologen untersuchen lassen. Zentral ist zunächst ein Spermiogramm. Vorher sollte man nachfragen, wie das Spermiogramm ausgewertet wird. Wird per Auge gezählt – diese extrem ungenaue Methode gibt es noch –, wäre das ungünstig. Wird per Computer ausgewertet, ist das der Stand der Technik. Viele Männer weigern sich aufgrund vieler Vorurteile und sicher auch innerer Ängste regelrecht, dorthin zu gehen. Wenn eure Männer auch ein Baby möchten, dann dürft ihr diesen Schritt ruhig wagen. Leider ist dies keine Frage der Lust, sondern eine medizinische Notwendigkeit bei unerfülltem Kinderwunsch.

Referenzwerte werden bei der Befundbesprechung erläutert, es ist aber auch einfach möglich, sie im Internet einzusehen. Ist bei beiden Partnern alles ok, dann wird euch mit Sicherheit erst einmal „verordnet", Sex nach Plan zu haben. Der Gynäkologe wird mittels Ultraschall kontrollieren wollen, ob ein Eisprung stattfindet oder eventuell schon da das Problem liegt. Bei vorhandenem Eisprung kann der Arzt ziemlich genau sagen, wann es sinnvoll ist, Geschlechtsverkehr zu haben.

Falls kein Eisprung festgestellt werden kann, wird meistens noch ein nächster Zyklus zur Kontrolle abgewartet. Danach aber ist oft Clomifen, welches die Follikelentwicklung unterstützt und den Eisprung fördert, das Mittel der Wahl. Bei diesem Hormon können allerdings auch mehrere Follikel heranreifen, es können also dadurch auch überdurchschnittlich häufig Mehrlingsschwangerschaften entstehen. Dies sollte euch bewusst sein. Auch hier gilt: Meist brauchen Paare ein paar Versuche, bis es klappt. Geduld ist das A und O. Ähnliches gilt für eine Hormonstimulation mit einer Spritzentherapie, die allerdings erheblich teurer als das Clomifen ist.

Ist beim Mann etwas mit dem Spermiogramm nicht in Ordnung, kommt es vor allem auf den Schweregrad der Beeinträchtigung an. Zunächst wird ein Kontrollspermiogramm angeordnet, zeigt dieses aber denselben Befund, wird in Abhängigkeit von den Werten bestimmt, ob IUI, IVF oder ICSI sinnvoll sind oder ob man einfach noch ein wenig Geduld aufbringen muss.

Sollte es noch immer Probleme geben, gibt es abgesehen vom Clomifen und den Hormonspritzen leider nur noch aufwendigere und invasivere Methoden. Die meisten dieser Methoden werden nicht mehr vom niedergelassenen Gynäkologen angeboten, sondern bedürfen spezieller Kenntnisse, die vor allem in speziellen Kinderwunschpraxen oder an großen Krankenhäusern vorhanden sind. Ob diese unbedingt notwendig und gewollt sind, solltet ihr intensiv mit eurem Partner diskutieren und dann mit eurem Gynäkologen besprechen. Eine Kinderwunschbehandlung kann eine enorme

Belastung für die Psyche und für eine Partnerschaft sein. Natürlich führt manchmal kein Weg daran vorbei, wenn man unbedingt ein Kind möchte.

Wenn beim Mann alles in Ordnung ist, wird gegebenenfalls die Durchgängigkeit der Eileiter untersucht. Dies ist wichtig, da ohne durchgängige Eileiter eine Schwangerschaft auf „normalem" Weg oder per IUI nicht möglich ist. Die Untersuchung lässt sich nur in Form einer Bauchspiegelung (Laparoskopie) feststellen. Dies ist ein operativer Eingriff und sollte daher nicht einfach mal so durchgeführt werden, denn er birgt die für eine Operation üblichen Gefahren und kann Nebenwirkungen haben. Werden beispielsweise Verwachsungen erkannt, können diese eventuell operativ entfernt werden. Auch Anomalien an den Eileitern oder der Gebärmutter können mittels dieser Methode entdeckt werden. Sind die Eileiter durchgängig und du wagst den nächsten Schritt, wird dir hoffentlich und vermutlich eine IUI vorgeschlagen, da dies weniger invasiv und kostengünstiger ist, als gleich auf IVF oder ICSI zuzugreifen.

Allen invasiven Methoden ist gemeinsam, dass erst ein Kostenplan bei der Krankenkasse eingereicht werden muss, damit diese zumindest einen Teil der recht hohen Kosten übernimmt. Man bekommt als verheiratetes Paar derzeit in Deutschland normalerweise sechs IUI-Behandlungen und drei ICSI-Behandlungen genehmigt. Kryokonservierungen, also das Einfrieren von Eizellen, werden von den Krankenkassen nicht übernommen.

Solltet ihr euch in Rücksprache mit dem Arzt für IVF oder ICSI entscheiden, ist es sinnvoll, vorher eine humangenetische Untersuchung vorzunehmen. Sie besteht aus einer Blutabnahme. Im Labor wird innerhalb von sechs bis acht Wochen ausgewertet, ob es Anhaltspunkte für genetische Probleme für den unerfüllten Kinderwunsch gibt. Der Arzt benötigt zusätzlich zu eurem Blut zahllose Informationen – das heißt, der Mann sollte unbedingt mitkommen – über eventuelle Erbkrankheiten eurer Familien, Todesursachen, Behinderungen und Krankheiten. Aus den Informationen und den Blutergebnissen ergibt sich ein Befund, der gegebenenfalls Auskunft über weitere Hindernisse geben kann.

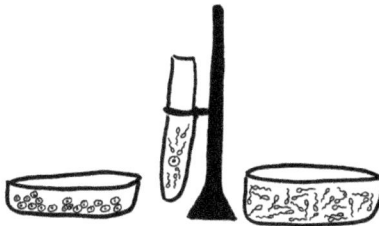

Mein kritisches Nachwort

Auch wenn es in meinem Buch manchmal so klingen mag: Ich bin nicht allgemein gegen Ärzte oder gegen die Schulmedizin. Ich habe in meinem Leben schon sehr vieles dem Wissen einiger Spezialisten zu verdanken. Ohne einen bestimmten Arzt könnte ich heute zum Beispiel mein süßes Baby nicht hochheben, denn er hat mein Handgelenk gerettet – und das ist nur ein Beispiel.

Allerdings, jetzt kommt das große Aber, finde ich, dass die meisten Reproduktions-Ärzte zu schnell zur ICSI greifen, anstatt das Kinderwunsch-Paar erst einmal genau unter die Lupe zu nehmen.

Sehr oft hörte ich von Geschichten über spontane Schwangerschaften auf dem Weg zur ICSI. Wichtig wäre, dass Männer und Frauen nicht nur auf ihre Reproduktionsorgane reduziert werden, sondern sich rundum gut aufgehoben und betreut fühlen dürfen in dieser schwierigen Zeit.

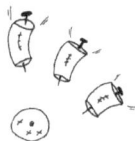

Natürlich gibt es auch Fälle, wo Frauen tatsächlich nur mit irgendeiner Form der künstlichen Befruchtung von ihrem Partner schwanger werden können – egal, an wem es liegt.

Diesen Frauen möchte ich noch Folgendes mit auf den Weg geben:

In einer renommierten amerikanischen Zeitschrift bin ich auf einen Artikel gestoßen, der Studien zitierte, die besagen, dass das Beten die Chancen auf eine erfolgreiche Schwangerschaft durch In-vitro-Fertilisation um 24 Prozent erhöht.

Ob man an Gott glaubt oder nicht, für mich bestätigt sich darin, dass Gedanken Berge versetzen können. Vor allem positive Gedanken, denn diese geben uns ein gutes Gefühl und eine zuträgliche Einstellung. Diese wiederum, davon bin ich überzeugt, kann sich auch auf den Körper übertragen.

Ärzte sollten einfach sagen können: „Es tut mir leid, aber Ihnen fehlt nichts, probieren Sie es noch ein wenig weiter." Die Repromediziner sollten einsehen, dass es auch außerhalb der Schulmedizin Mittel und Wege gibt, die erhoffte Empfängnis zu begünstigen.

Die künstliche Befruchtung ist, wie man in meinem Buch lesen kann, nicht nur eine Belastung für den weiblichen Körper, sondern auch für die Psyche und das Paar. Vielen Frauen und Paarbeziehungen könnte sie erspart und die Hürden in Richtung Schwangerschaft auf natürlichem Wege genommen werden.

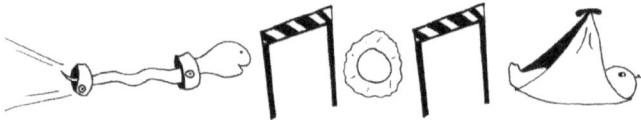

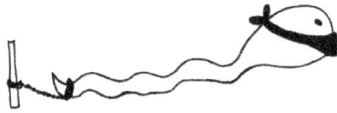

Das Thema Spermiogramm aus Männersicht

Als ich die Diagnose „zeugungsunfähig" bekam, war ich erst mal wie vor den Kopf gestoßen. Wie kann das sein? Was bedeutet das nun für mich, für uns?

Zu diesem Zeitpunkt dachte ich zunächst, das kommt von meinen mehr als 7000 Kilometern auf dem Mountainbike pro Jahr. Man hatte ja schon so einiges gehört zum Thema Radfahren und „männliche Qualitäten". Aber es gab auch Studien, die einen Zusammenhang für eher unwahrscheinlich erklärten.

Auf die Frage, was man denn tun könne, um diesen Zustand zu verbessern, sagten eigentlich alle Ärzte – egal ob Urologen, Andrologen oder Reproduktionsmediziner – mehr oder minder unisono: Nichts! Es gibt nichts, was effektiv dazu beiträgt, eine schlechte Spermienqualität entscheidend zu verbessern.

Nun, das war natürlich erst mal relativ ernüchternd. In der spärlichen Fachlektüre, die man hierzulande so entdeckt, ist zumindest erwähnt, dass die Einnahme von diversen hochkonzentrierten Vitaminen und Mineralstoffen helfen kann.

Dazu zählen Vitamin E, Zink, Vitamin C und Stoffe wie L-Carnitin. Mittlerweile gibt es in der Apotheke auch abgestimmte Präparate.

Das Problem vieler Männer ist aber, grundsätzlich zu akzeptieren, dass ein Problem vorliegt. Denn sollte man(n), nur um vielleicht ein klein wenig besser dazustehen, nun damit anfangen, sich täglich ein gutes Dutzend Pillen und Kapseln einzuwerfen? Was soll das denn bitte bringen?

Fakt ist: Schaden wird es sicherlich nicht, seinem Körper etwas mehr Vitamine und andere essentielle Spurenelemente zu schenken. Und wer nicht so sehr auf Pillen und Pulver steht, der kann sich mit einer leckeren Alternative anfreunden: Obst und Gemüse. Wenn man nicht dauernd auf Äpfeln und Karotten herumknabbern möchte, kann man auch durch leckere (frischgepresste) Obst- und Gemüsesäfte essentielle Nährstoffe zu sich nehmen.

Was außerdem zu beachten ist, gerade in Sachen Sport: enge Klamotten, speziell diese schicken Radlerhosen mit ihrem dicken Sitzpolster, tragen dazu bei, dass es um die Hoden herum kuschelig warm ist. Zu warm ist aber nicht gut. Eng ist nicht gut. Also: bitte keine Tangas! Boxershorts sind auch prima. Und die Jeans darf im Schritt auch etwas mehr Luft haben. Die 70er Jahre sind sowieso vorbei.

Was die Ärzte gerne noch anfügen: Rauchen schadet. „Rauchen kann (nicht nur) tödlich sein", sondern „Rauchen schädigt die Spermatozoen und schränkt die Fruchtbarkeit ein". Papperlapapp?

Ich habe selbst fast 17 Jahre lang geraucht. Wann ich aufgehört habe? Kurz bevor die Schwangerschaft meiner Frau sich dem Ende zuneigte.

Bereits während der Kinderwunschbehandlung hätte ich auf Anraten meiner Ärzte aufhören sollen zu rauchen. Doch das habe ich nicht getan. Eigentlich idiotisch, oder?

Über all die Jahre habe ich nur ein Medikament wirklich konsequent genutzt. Dabei handelt es sich um Schwimmer Comp. Globuli für Männer. Ob sie nun wirklich entscheidend geholfen haben, ist leider nicht bewiesen. Ich persönlich glaube das aber schon. Überhaupt meine ich, dass Homöopathie nur hilft, wenn man auch davon überzeugt ist. Aber: Der Wandel kommt nicht über Nacht. Die Globuli sollte man für etwa drei Monate lang täglich einnehmen und dann eine Pause einlegen.

Und noch gar nicht erwähnt habe ich den vielleicht nervtötendsten Teil des gesamten Vorhabens „Kinderwunsch": das Warten.

Die Frau setzt die Pille ab. Bis der Zyklus sich normalisiert, muss man warten. Bis die Regel überfällig ist, wartet man, bevor man einen Schwangerschaftstest machen kann. Bei einer Kinderwunschbehandlung heißt es „Warten" – ob die Follikel sich teilen, oder ob das Spermiogramm besser wird, oder, oder, oder. Warten.

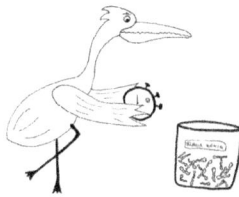

Damit ihr Frauen auch mal wisst, wie es uns bei der ach so tollen „Inhouse-Spermienprobe" geht: Ich glaube, es kommt sehr darauf an, wie modern der Ort ist, an dem der Mann die Probe gewinnen und abgeben muss. Ich durfte das Flop- und das Top-Modell testen.

In der Uniklinik war die Andrologie in einem sehr alten Gebäude untergebracht. Allein die Terminvereinbarung für die Spermienprobe war eine Horrorreise, da die Laborsekretärin ständig mit dem falschen Fuß aufgestanden war und jeden ‚anpampte', der ihr in den Weg kam. Zur ‚Gewinnung' musste man diese Welt über eine Kellertreppe verlassen und tauchte in eine noch schrecklichere ein.

Wie um alles in der Welt sollte man hier denn bitte in Stimmung kommen? Die Tür war eine uralte, kaum schließbare Schiebetür aus Holz. Dass keiner reingeplatzt ist, grenzte fast schon an ein Wunder. Die Wände zeigten ein uninspirierendes Grau, mit schicken, über dem Putz entlanglaufenden Rohren.

Dass hier kein gutes Ergebnis zustande kam, war ja eigentlich klar. Es gab ja nicht mal einen Stuhl oder irgendwas Bequemes, nur eine alte Krankenhausliege. Also legte ich mich auf das schmale, quietschende Ding, jederzeit die Befürchtung im Hinterkopf, dass ein anderer Spermienträger reingeschneit käme, der Opfer der chaotischen Terminpolitik geworden war. Keine leichte Aufgabe, sich zu entspannen. Da ist großes Kopfkino gefragt! Gut, dass man doch immer ein paar schöne Dinge aus dem Unterbewusstsein zaubern kann, die einen dann doch in die halbwegs richtige Stimmung bringen. Man(n) hat wirklich ziemlich viel Druck, denn nicht nur man selbst hofft, dass das Ergebnis vernünftig ausfällt, damit man sich neue Hoffnung machen kann auf ein baldiges Ende der „Therapie" – auch die Frau hofft mit!

Wesentlich angenehmer war die Praxis vom Herrn Prof. Dr. Wunsch. Sie war generell eher modern gestaltet, daher hatte ich schon vorher die Hoffnung, ein nettes Zimmerchen zugewiesen zu bekommen. Den Termin hierfür gab eine nette Sprechstundenhilfe. Man bekam sein Becherlein und wurde in das Zimmer geführt. Jawohl, die Tür ließ sich sogar abschließen, welch ein Luxus. Die Wände des Neubaus waren allerdings in sterilem Weiß gehalten, ein wenig Farbe wäre schöner gewesen. Aber es lagen zumindest ein paar Hochglanzmagazine herum, in denen nette Mädels abgelichtet waren. Auch ein Pin-up-Kalender schmückte die Tür. Ein bequemer Sessel machte den Raum komplett. Und man hatte seine Ruhe.

Am liebsten aber war mir die Spermagewinnung zu Hause. Da bekam man das Becherlein mit und sollte dieses höchstens eine Stunde vor Abgabe befüllen. Der Transport des Gefäßes musste dann in der Hosentasche, also im Warmen erfolgen, damit die Schwimmer es wohlig hatten und nicht vor Angst erfroren!

Wir Männer halten ja nicht allzu viel von der ganzen Gefühlsduselei, aber ausnahmsweise ...

Die Natur hat nicht unbedingt vorgesehen, es sich mit einem sterilen Becher in einem langweiligen Raum in Krankenhaus oder Kinderwunschpraxis gemütlich zu machen, um dann sein bestes Resultat abzugeben. Zugegeben, es gibt Schlimmeres, aber definitiv auch Schöneres.

Schon wenn man ankommt, wird man von den vorwiegend weiblichen Angestellten belächelt und darf sich dann mit dem Becher verziehen. Man sollte auch nicht vergessen, seinen Namen drauf zu schreiben, bevor man das Ergebnis der Anstrengungen durch die Klappe reicht. Ob dahinter jemand mit der Stoppuhr sitzt und sich einen ablacht? Unnützer Gedanke.

Was gibt es denn für Material, um in Stimmung zu kommen? Fein, ein Kalender mit schönen Fotos. Und ein paar Magazine. Was mache ich hier eigentlich? Ach ja, von meiner kleinen Probe hier hängt zu einem nicht geringen Teil der Erfolg unserer Behandlung ab. Hab ich dieses Mal genug flotte Sportler? Oder wieder zu wenig Volumen, zu wenig Gesamtzahl, zu wenig schnell bewegliche und zu viele lahme Esel? Wie oft muss ich das hier noch machen, bevor sich unser Wunsch erfüllt?

Stopp! Solche Gedanken sind nicht gerade förderlich. Positiv denken! Wie gesagt, es gibt Schlimmeres. Für meine Frau zum Beispiel: Was sie alles schlucken und sich piksen muss und weiß der Geier was ...

Also wieder einmal: abschalten, entspannen. An angenehmere Dinge denken. Dann den Becher durch die Wandklappe geben, die Tür aufschließen, den Damen einen schönen Tag wünschen und ab auf die Arbeit oder nach Hause und auf das Ergebnis warten.

Wer weiß, vielleicht wird ja schon morgen alles gut!

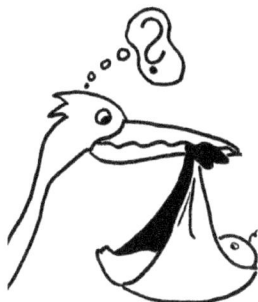

Kleines Lexikon

A

Abort: vorzeitiges Ende der Schwangerschaft aufgrund verschiedenster Ursachen, meist in Form einer Blutung

Androgene: in den Ovarien und den Nebennieren gebildete männliche Hormone, zu viele davon bei der Frau verhindern den *Eisprung*

Androloge: Facharzt für den Mann

B

Basaltemperatur: morgendliche Aufwach-Temperatur, die noch vor dem ersten Aufstehen gemessen wird; die Basaltemperatur dient der Bestimmung des *Eisprungs*; siehe auch *sympto-thermale Methode*

Blastozyste: Eizelle, ca. fünf Tage nach Befruchtung, bereit zu „platzen" und sich – hoffentlich – in die Gebärmutterschleimhaut einzunisten

C

Chromosom: Genträger

Corpus Luteum: auch Gelbkörper genannt, nach dem Eisprung verbleibende „Hülle" im Eierstock, produziert Progesteron und Östrogen und bereitet ein „Nest" für ein eventuell befruchtetes Ei vor

D

Downregulierung: „Herunterfahren" des Hormonhaushaltes vor einer ICSI, damit FSH und LH in erhöhter Konzentration zugegeben und das Follikelwachstum ausreichend angeregt werden kann

E

Ei: siehe *Follikel*

Eierstock: siehe *Ovar*

Eileiter: 10 bis 15 Zentimeter lange „Schläuche" zwischen Eierstock und Gebärmutter, Wanderung der Spermien durch diese, um auf das Ei zu treffen und es zu befruchten

Eileiterschwangerschaft: Einnistung der befruchteten Eizelle nicht in der Gebärmutter, sondern in einem Eileiter

Einnistungsblutung: leichte Blutung beim Einnisten der befruchteten Eizelle

Eisprung: siehe *Ovulation*

Embryonaltransfer: Übertragung der befruchteten Eizelle nach ICSI oder IVF mittels eines Katheters in die Gebärmutter

Endometriose: chronische Wucherung der Gebärmutterschleimhaut außerhalb der Gebärmutter, gutartig, aber meist sehr schmerzhaft und nicht förderlich bei Kinderwunsch

F

Fehlgeburt: siehe *Abort*

Follikel: Eibläschen im Eierstock

Follikelpunktion: Entnahme der Eibläschen bei ICSI und IVF

Follikelreifung: siehe *Ovar*

Fötus: Embryo nach zwölf Wochen Entwicklung, Organanlage weitgehend abgeschlossen

FSH: Follikelstimulierendes Hormon, zentral für Wachstum der Eibläschen

G

Gebärmutter: siehe *Uterus*

Gebärmutterhals: Verschlussteil der Gebärmutter, verstreicht bei der Geburt unter Einfluss der Wehen komplett

Gelbkörper: siehe *Corpus Luteum*

H

HCG: Humanes Choriongonadotropin, von der Plazenta in der Schwangerschaft produziertes Hormon, für den Erhalt der Schwangerschaft zuständig

Hormone: Botenstoffe im Körper

I

ICSI: Intrazytoplasmatische Spermieninjektion, Form der künstlichen Befruchtung außerhalb des Körpers, Injektion eines einzelnen Spermiums in eine Eizelle

Infertilität: Unfruchtbarkeit oder Sterilität

IUI: Intrauterine Insemination, Platzierung der Spermien mittels eines Katheters in der Gebärmutter

IVF: In-vitro-Fertilisation, Form der künstlichen Befruchtung außerhalb des Körpers, Befruchtung in einem Reagenzglas

K

Kryokonservierung: Einfrieren befruchteter Eizellen in flüssigem Stickstoff

Künstliche Befruchtung: Eintritt einer Schwangerschaft mittels eines medizinischen Eingriffs (siehe *ICSI, IVF*)

L

LH: Luteinisierendes Hormon, Förderung des Eisprungs

M

Menstruation: auch Periode genannt, normalerweise im immer gleichen Rhythmus wiederkehrende Blutung durch Abstoßung der Gebärmutterschleimhaut

Muttermund: Es gibt einen „äußeren", in der Scheide tastbaren Muttermund, und einen inneren zum Gebärmutterinnenraum. Dazwischen verläuft der Zervixkanal.

Myom: von Muskelgewebe ausgehende gutartige Geschwulst in der Gebärmutter, ungünstig bei Kinderwunsch

N

NFP: Abkürzung für Natürliche Familienplanung. Siehe auch *sympto-thermale Methode*

O

Ovar: auch *Eierstock*, verbunden mit dem *Eileiter*, Ort der Follikelreifung, Ort der Bildung bestimmter weiblicher Hormone

Ovulation: Eisprung, Ausstoßen der reifen Eizelle aus dem Eierstock

Ovulationsblutung: mögliche Blutung beim Eisprung

P

PCO: Polyzystisches Ovarialsyndrom, eine der häufigsten Ursachen von Unfruchtbarkeit aufgrund von Zyklusstörungen; Zystenbildung auf den Eierstöcken aufgrund verschiedener Ursachen

Plazenta: Mutterkuchen, für Versorgung des Embryos bzw. Fötus zuständig

Polyp: gutartige Geschwulst in der Gebärmutter

Progesteron: Gelbkörperhormon, Leithormon der zweiten Zyklushälfte, für Erhalt einer Schwangerschaft notwendig; im Falle einer Schwangerschaft erst einmal vom Gelbkörper gebildet, später dann von der Plazenta

R

Reproduktion: geschlechtliche Fortpflanzung

S

Spermien: Erbträger des Mannes, für Befruchtung der Eizelle zuständig

Spermiogramm: medizinische Untersuchung der Spermien hinsichtlich Schnelligkeit, Form und Defekten

Sterilität: siehe *Infertilität*

Sympto-thermale Methode (STM): vom österreichischen Arzt Prof. Dr. med. Josef Rötzer entwickelte nichtinvasive Methode, um fruchtbare und unfruchtbare Tage im weiblichen *Zyklus* herauszufinden; hierbei werden Symptome (Schleimbeobachtung, siehe auch *Zervixschleim*) und das Messen der *Basaltemperatur* kombiniert; zusätzliche Ereignisse wie z.B. veränderte Schlafgewohnheiten, Alkoholkonsum oder Stress fließen ebenfalls in die Auswertung der Daten mit ein. Inzwischen gibt es moderne Zykluscomputer, die Mess-Ergebnisse speichern und automatische Auswertungen bzw. Prognosen vornehmen

T

TESE: Testikuläre Spermienextraktion, Operation des Mannes, falls durch Ejakulation keine Spermien hervorgebracht werden; Gewebeentnahme aus dem Hoden, Aufbereitung der Spermien und Verwendung für *IVF* oder *ICSI*

U

Urologe: Facharzt für den Mann, zuständig für Untersuchung der Geschlechtsorgane, der Nieren und der harnableitenden Organe

Uterus: Gebärmutter; Einnistungsort der befruchteten Eizelle (genauer: in der Gebärmutterschleimhaut), Abstoßung der Schleimhaut am Ende eines Zyklus ohne Befruchtung, siehe *Menstruation*

V

Vorkernstadium: Stadium des Einfrierens der Eizelle bei Kryokonservierung für spätere *IVF* oder *ICSI* in Deutschland

W

WHO: World Health Organization

Z

Zervix: Gebärmutterhals

Zervixschleim: Sekret, das vom Gebärmutterhals abgesondert wird; an seiner Konsistenz ist die Zyklusphase erkennbar, spinnbarer Schleim = fruchtbare Phase, klumpenhafter Schleim = unfruchtbare Phase

Zwischenblutung: Blutung mitten im Zyklus, zahlreiche Ursachen, Abklärung mit einem Spezialisten sinnvoll

Zyklus: immer wiederkehrender Vorgang; beim weiblichen Zyklus Dauer vom ersten Menstruationstag bis zum letzten Tag vor der nächsten Menstruation = Menstruationszyklus

Zykluscomputer: siehe *sympto-thermale Methode*

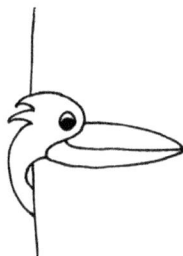

Bist du reif für ein Baby? Teste deine Fruchtbarkeit!

Du freust dich auf den Klapperstorch und wünschst dir so sehr ein Baby? Genieß einfach diese mystische Zeit voller Hoffnung, Neugier, aber vor allem Sex! Denn ohne klappt es bestimmt nicht mit einer Schwangerschaft.

Hier ist ein kleiner Fragebogen für dich! Hinter jeder Antwort steht eine Punktzahl. Zähle diese zusammen und du erfährst am Ende des Tests deinen ganz speziellen Ei-Typ.

Meinen persönlichen Kommentar konnte ich mir natürlich nicht verkneifen – wenn du dich davon nicht beeinflussen lassen willst, nimm ein Stück Papier und überdecke den grauen Text.

1) Wie versext bist du?

a)   Ich habe nur am Eisprungtag Sex. (0)

b)   Ich habe um den Eisprungtag herum mehrmals Sex. (1)

c)   Ich denk da nicht drüber nach und habe Sex, so oft ich will. (1)

Mein Kommentar: Auch wenn es natürlich vorteilhaft ist, um den Eisprungtag Sex zu haben, sollte man sich nicht auf diese Tage versteifen. Oft ist es ja so, dass man gerade dann keine Lust hat, wenn man muss. Geh das Ganze ungezwungen an!

2) Leidenschaft oder Babygedanke?

a) Ich gebe mich komplett der Leidenschaft hin. (1)

b) Ab und an ertappe ich mich dabei, dass ich mich nach dem Sex frage, ob es geklappt hat. (0)

c) Ich denke schon beim Sex daran, dass ich schwanger werden will. (0)

Mein Kommentar: Okay, ich selbst war oft Kategorie b, aber ich sage dir, a macht viel mehr Spaß.

3) Eingefahren oder flexibel?

a) Wir haben eher Quickies zwischen Tür und Angel. (1)

b) Mein Partner ist eher faul, daher bin ich meist oben. (0)

c) Wir wechseln immer, dann rostet nichts ein. (1)

Mein Kommentar: Tja, es ist ja nicht so, als könne man nur in bestimmten Positionen schwanger werden, aber denk zum Spaß auch mal an die Erdanziehung.

4) Alles ok zwischen euch?

a) Ich rede offen mit meinem Partner über den Kinderwunsch. (1)

b) Ich werde ihn schon noch überzeugen können. (0)

c) Was? Der hat doch keine Ahnung, dass ich nicht mehr verhüte. (0)

Mein Kommentar: So einfach es auch ist, Konfrontationen aus dem Weg zu gehen, überlege dir gut, deinen Partner nicht einzuweihen. Frage dich, ob du bereit wärst, ein Kind auch allein großzuziehen? Denn nicht jeder Partner glaubt einem, die Pille habe nicht gewirkt.

5) Und was ist nach dem Sex?

a) Was soll schon sein, ich steh auf, was soll ich noch blöd daliegen. (0)

b) Ich mach eine Kerze im Bett, wenn der Eisprung näher rückt. (0)

c) Ich bleibe noch etwa 30 Minuten gemütlich im Bett liegen, aber auch nur an den fruchtbaren Tagen. (1)

Mein Kommentar: Ich habe meine Beine auch mal höher gebockt, aber hat es was gebracht? Nein! Also übertreib nicht. Aber etwas länger liegen zu bleiben ist schon ok.

6) Ist die Wohnung startklar für den Nachwuchs?

a) Ich brauche keinen Palast, hätte aber gerne noch ein Zimmer mehr, wenn das Kind da ist. (1)

b) Ach, so ein Baby nimmt doch nicht viel Platz weg. Das krieg ich locker unter in meiner Eineinhalbzimmerwohnung. (0)

c) Ich werde einfach unser Arbeitszimmer zum Babyzimmer umfunktionieren. Den Computer kriege ich auch noch woanders unter. (1)

Mein Kommentar: Ein Baby braucht erst mal nicht viel Raum, aber man sollte sich in einem gepflegten Umfeld wohlfühlen und auch mal eine Tür hinter sich zumachen können.

7) Ist dein Partner „babyfertig"?

a) Er würde seinen Roadster nie gegen eine Familienkutsche eintauschen. (0)

b) Er ist bereit, seine 80er-Jahre-Schüssel für ein sichereres und familienfreundliches Gefährt herzugeben. (1)

c) Wir haben dieses Problem zum Glück nicht, das Geld erlaubt uns zwei Autos – einen Sport- und einen Familienwagen. (1)

Mein Kommentar: Man sollte dem Partner natürlich nicht seine Träume nehmen, aber er sollte sich zumindest auf einen Kompromiss einlassen.

8) Windeln oder Kneipe?

a) Er geht lieber mit seinen Kumpeln in die Kneipe oder zockt bei Videospielen, als mit mir zu Hause zu bleiben. (0)

b) Er denkt, dass ein Baby sowieso nur die ganze Zeit schläft und Windeln wechseln nur was für Weicheier ist. (0)

c) Er freut sich auf die neuen Aufgaben und will alles mit mir teilen. (1)

Mein Kommentar: Der Partner sollte alle Aufgaben, die mit einem Baby kommen, übernehmen können. Es ist kein Zeichen von Schwäche, wenn man(n) eine Windel wechseln kann oder den Nachwuchs im Tragetuch herumträgt.

9) Kinderwunsch bei ihm?

a) Er geht dem Thema Kinderwunsch immer galant mit der Frage „Was gibt es denn zu essen?" aus dem Weg. (0)

b) Er muss seltsamerweise immer an den Eisprungtagen länger arbeiten. (0)

c) Er kennt deinen Zykluskalender auswendig. (1)

Mein Kommentar: Es ist natürlich von Vorteil, wenn der Partner mit eingebunden ist, allerdings muss man aufpassen, dass der Sex nicht zum Muss an bestimmten Tagen wird.

10) Erster Platz, oder?

a) Er denkt, seine Schwimmer können ja nur in Topform sein. (0)

b) Er fragt aktiv nach, was er ändern kann, damit der Kinderwunsch in Erfüllung geht. (1)

c) Er denkt, Bier sei gut für die Zeugungsfähigkeit. (0)

Mein Kommentar: Sehr heikles Thema bei den Kerlen. Man(n) ist doch kein ganzer Kerl, wenn sie nix taugen. Klär deinen Mann gegebenenfalls auf, aber Demotivation ist auch nicht förderlich.

Jetzt zählt's: Welcher Ei-Typ bist du und bist du überhaupt schon reif für ein Baby?

0 – 4 Punkte

*So schaut's aus: Du bist ein **Rohes Ei**, lies noch mal in aller Ruhe mein Buch durch. Rede auch mit deinem Liebsten, vielleicht sollte auch er mal einen Blick in das Buch werfen.*

5 – 8 Punkte

*So schaut's aus: Du bist ein **Spiegelei**, du weißt schon ziemlich gut über den Klapperstorch Bescheid. Jetzt hilft nur noch üben, üben, üben.*

9 – 10 Punkte

*So schaut's aus: Du bist ein **Hartgekochtes Ei**, hast dich schon schlau gemacht und weißt bestens Bescheid. Auch dein Partner ist ein Kinderwunsch-Ass.*

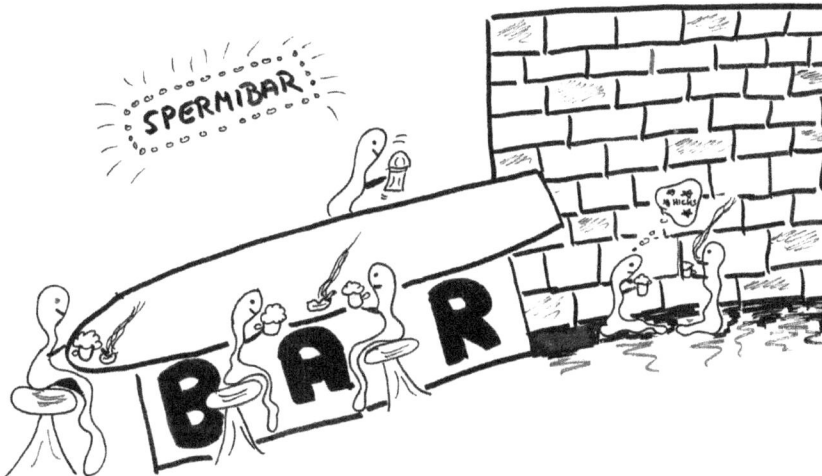

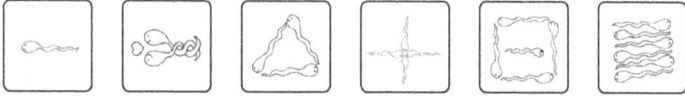

Bist du reif für die Klinik?
Mach den Reprotest!

Du überlegst, in eine Kinderwunschklinik oder -praxis zu gehen? Selbst in den Richtlinien der Bundesärztekammer ist die medizinische Indikation für eine Kinderwunschbehandlung sehr schwammig ausgelegt. Daher ist es wichtig, dass du dich besonders gut aufgehoben fühlst. Der Arzt hat gemäß den Richtlinien dafür Sorge zu tragen, dass das Paar über psychische Belastungen beraten wird.

Die folgenden 7 Fragen helfen dir dabei, dich auf eine eventuell geplante Kinderwunschbehandlung vorzubereiten. Hinter jeder Antwort steht eine Punktzahl. Zähle diese zusammen und du erfährst am Ende des Tests deinen ganz speziellen Repro-Typ.

Vielleicht hilft dir mein Kommentar weiter.

1) Praxisauswahl

a)   Ich wähle die Praxis nach Terminnähe. (0)

b)   Ich wähle die Praxis nach Kostenfaktor. (0)

c)   Ich schau mir alle Kliniken an und treffe dann eine Entscheidung. (1)

Mein Kommentar: Auch wenn ihr nicht lange warten wollt, es hat vielleicht seinen Grund, warum eine Praxis sofort einen Termin verfügbar hat...

2) Arzt oder Ärzte

a) Mich untersucht immer der gleiche Arzt, er kennt meine Geschichte. (1)

b) Ich habe zwar immer den gleichen Arzt, aber er kann sich nie an mich erinnern. (0)

c) Ich habe immer einen anderen Arzt bei den Untersuchungen. (0)

Mein Kommentar: Es ist sehr wichtig, dass du nicht nur eine „Nummer" bist, sondern der Arzt sich auch mit deinem Fall befasst. Das heißt, er kennt deine Geschichte und kann dich auch dementsprechend besser beraten.

3) Aufklärung

a) Ich mache mich im Internet schlau über ICSI/IUI/IVF. (1)

b) Mir werden Infoblätter in die Hand gedrückt. (0)

c) Ich werde vom Arzt aufgeklärt. (1)

Mein Kommentar: Der Arzt sollte für deine Aufklärung zuständig sein. Löchere ihn mit Fragen! Schreib sie dir am besten vorher auf. Zum Beispiel hier:

4) Hormongaben und Erklärungen

a) Mir wurde ein Rezept für die Hormonspritzen in die Hand gedrückt. (0)

b) Es wurde mir grob erklärt, wie man sich selber eine Spritze geben muss. (0)

c) In der Praxis wurde ausführlich mit einem Pen und/oder einer Spritze erklärt, wie man diese aufziehen bzw. die Einheiten einstellen muss, wie man die Spritze auf den Pen setzt und wie man sich diese dann setzen muss. Außerdem wurde mir auch das Desinfizieren vor und nach der Spritze erklärt. (1)

Mein Kommentar: Es ist sehr wichtig, dass dir der Umgang mit den Spritzen genau erklärt wird. Gerade der erste Stich ist sehr schwer. Vielleicht darfst du dazu sogar in die Praxis?

5) Aufklärung und Durchführung von „Extras" (Assisted Hatching, PKD, Blastozystentransfer etc.)

a) Ich wurde über alle Extras bestens informiert, diese wurden festgehalten und mir beim Versuch nochmal bestätigt. (1)

b) Ich musste die „Extras" zwar unterschreiben, aber ich wurde nie darüber informiert, ob sie auch tatsächlich durchgeführt wurden. (0)

c) Extras? Was ist denn das? (0)

Mein Kommentar: Die Aufklärung seitens des Arztes ist ein Muss! Wenn du „Extras" willst und sie unterschrieben hast, dann frag einfach nochmal vor dem Transfer den Arzt (oder jeden anderen verantwortlichen Durchführenden), ob deine „Sonderwünsche" alle durchgeführt werden.

6) Psyche

a) Ich vertrage die Behandlung psychisch und physisch super, und kann auch mit Freunden und dem Partner offen über meine Sorgen und Hoffnungen reden. Außerdem wird in der Klinik/Praxis eine psychische Betreuung angeboten, die ich auch gerne annehme. (1)

b) Ich bin oft deprimiert, traurig und finde alles so ungerecht. Ich kann auch mit niemandem richtig reden. (0)

c) Mein Partner versteht mich nicht, er muss sich ja auch die Spritzen nicht selber setzen. Von psychischer Betreuung ist in der Klinik/Praxis keine Spur. Ich fühle mich allein. (0)

Mein Kommentar: In dieser für Körper und Geist wirklich schweren Zeit sind eine gute Betreuung und die Möglichkeit, sich alles von der Seele reden zu können, sehr wichtig. Es ist mit Sicherheit keine Schande, sich jetzt helfen zu lassen. Wenn in der Klinik/Praxis keine persönliche Begleitung angeboten wird, frag den Arzt, ob er dir jemanden zur psychischen Unterstützung empfehlen kann.

Wenn dir das zu peinlich ist – muss es aber nicht sein –, dann kannst du dir auch hier Luft machen:

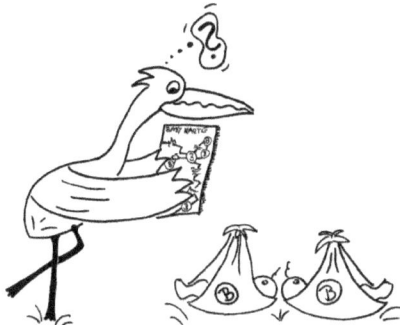

7) Einling, Zwilling, Drilling, Vierling?

a) Was, wieso, gibt's denn mehr als eins? (0)

b) Ich wurde vom Arzt über die Möglichkeit, auch mit Zwillingen oder Drillingen schwanger zu werden, informiert und es wäre in Ordnung für mich. (1)

c) Niemals, das will ich gar nicht. Mir wurde aber gesagt, dass, wenn man sich nur ein befruchtetes Ei zurückgeben lässt, keine Mehrlingsschwangerschaft entstehen kann. (0)

Mein Kommentar: Falls deine Antwort a ist, wechsle sofort die Praxis! Bei c muss ich dir leider sagen, dass sich auch ein einziges befruchtetes Ei in der Gebärmutter teilen kann, es würden dann eineiige Zwillinge entstehen! Es kommt zwar nicht so oft vor, aber es könnte passieren. Bei der künstlichen Befruchtung musst du einfach mit der Möglichkeit von Mehrlingen rechnen und sie auch akzeptieren.

Jetzt zählt's: Welcher Repro-Typ bist du?

0 – 2 Punkte
> *So schaut's aus: Du bist ein **verlorenes Ei**, informiere dich bitte genauer, bevor du diesen Schritt machst, und suche dir eventuell eine andere Kinderwunschpraxis.*

3 – 5 Punkte
> *So schaut's aus: Du bist ein **Rührei**, denn deine Infos sind schon ganz gut, auch scheint dein ausgewählter Arzt kompetent zu sein.*

6 – 7 Punkte
> *So schaut's aus: Du bist ein **Ei Benedikt**, dich kann nichts mehr schocken und du bist bestens vorbereitet für diese schwierige Zeit. Deine ausgesuchte Klinik und der Arzt scheinen gut zu sein. So etwas findet man selten.*

Musterzyklus

ZYKLUSBEGINN (1. TAG DER PERIODE) AM: 12.3.2014   THERMOMETER: Digital

12. März

ZYKLUS NUMMER 7

früheste 1. höhere Messung bislang an Tag (15)

minus 6 = Tag (9)

früheste 1. höhere Messung in diesem Zyklus an Tag (16)

Monatsblutung je nach Intensität eintragen

Verkehrszeichen X

Schleimbeschaffenheit:
f = feucht
S = Schleim
SS = SuperSchleim

geschätzte oder gefühlte Eisprungzeit

Messzeit

getrunken, gefeiert, spät ins Bett?

Po / Scheide / Mund / Ohr

MORGENDLICHE AUFWACHTEMPERATUR

37,5 37,4 37,3 37,2 37,1 37,0 36,9 36,8 36,7 36,6 36,5 36,4 36,3 36,2 36,1

schwanger!

Mittelschmerz

Feier

Schatti gefahren

WAS SONST NOCH SO PASSIERT IST ...

ZYKLUSBEGINN (1. TAG DER PERIODE) AM: _____

1. TAG	2	3	4	5	6	7	8	9	10	11	12	13	14	15	16	17	18	19	20	21	22	23

MORGENDLICHE AUFWACHTEMPERATUR

37,5
37,4
37,3
37,2
37,1
37,0
36,9
36,8
36,7
36,6
36,5
36,4
36,3
36,2
36,1

1. TAG	2	3	4	5	6	7	8	9	10	11	12	13	14	15	16	17	18	19	20	21	22	23

WAS SONST NOCH SO PASSIERT IST ...

THERMOMETER: _____

Po ○
Scheide ○
Mund ○
Ohr ○

24	25	26	27	28	29	30	31	32	33	34	35	36	37	38	39	40

ZYKLUS NUMMER
_____

früheste 1. höhere
Messung bislang an Tag

minus 6 = Tag

früheste 1. höhere
Messung in diesem Zyklus
an Tag

24	25	26	27	28	29	30	31	32	33	34	35	36	37	38	39	40

Monatsblutung
je nach Intensität
eintragen

Verkehrszeichen X

Schleim-
beschaffenheit:
f = feucht
S = Schleim
SS = SuperSchleim

geschätzte oder ge-
fühlte Eisprungzeit

Messzeit

getrunken,
gefeiert, spät ins
Bett?

Kopiervorlage

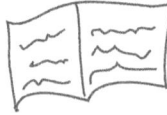

edition riedenburg

www.editionriedenburg.at

Ausgewählte Titel

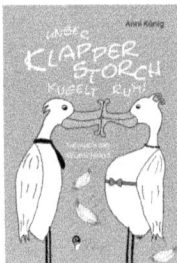

Noch mehr Klapperstorch von Anni König:

Unser Klapperstorch kugelt rum! Federleicht zum Wunschkind

Der Wunsch nach einem Baby ist zwar groß, aber euer Nest bleibt auch nach längerem Probieren einfach leer? Ihr wisst zwar, dass es Storcheneier gibt, habt aber keinen Plan vom Eisprung? So wird es wohl nichts mit dem Rumkugeln. Herr und Frau Dr. Klasto, von Natur aus Kinderwunsch-Profis, haben für euch ihre Erkenntnisse zum Thema Fortpflanzung unkompliziert und locker zu Papier gebracht. Lest hier, wie auch ihr federleicht zum Wunschkind kommt! Mit Crashkurs und Tipps zum Thema Sex, Befruchtung und Zyklusauswertung sowie pikanten Tipps zum gegenseitigen Anschnabeln.

Bezug über den (Internet-)Buchhandel in Deutschland, Österreich und der Schweiz.

www.ingramcontent.com/pod-product-compliance
Lightning Source LLC
Chambersburg PA
CBHW030553270326
41927CB00008B/1627